BIBLIOTHÈQUE DES ÉCOLES ET DES FAMILLES

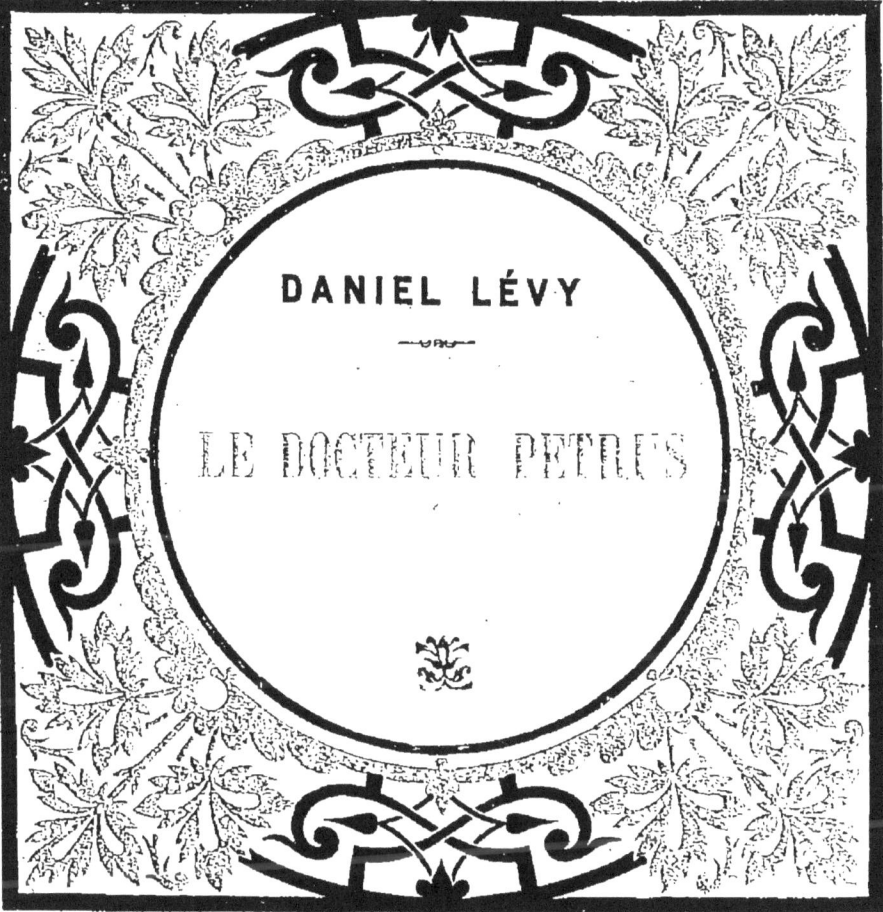

DANIEL LÉVY

LE DOCTEUR PETRUS

PARIS
LIBRAIRIE HACHETTE ET Cⁱᵉ
79, BOULEVARD SAINT-GERMAIN, 79

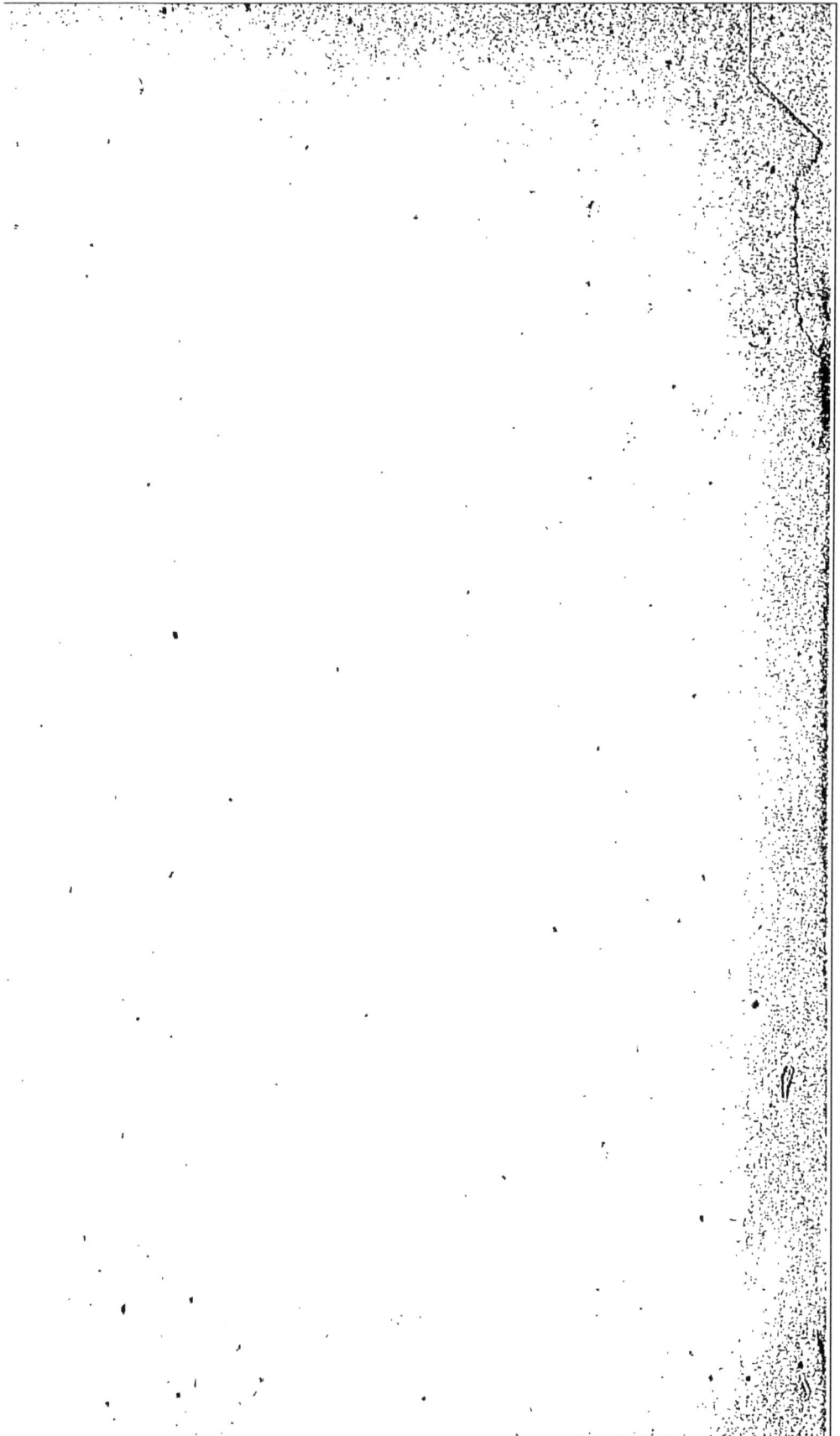

LE

DOCTEUR PÉTRUS

Imprimeries reunies. **B**, Puteaux.

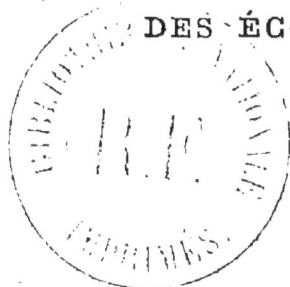

LE

DOCTEUR PÉTRUS

NOTIONS D'HYGIÈNE

PAR

A. DANIEL LÉVY

DOCTEUR EN MÉDECINE

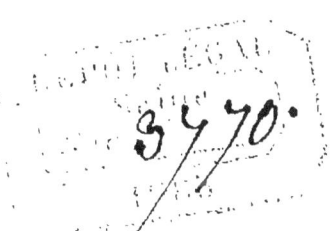

PARIS

LIBRAIRIE HACHETTE ET Cie

79, BOULEVARD SAINT-GERMAIN, 79

1883

Droits de propriété et de traduction réservés

A

MON EXCELLENT AMI

ALBERT-LÉVY

LE
DOCTEUR PÉTRUS

INTRODUCTION

Le docteur Pétrus était un homme d'une soixantaine d'années, petit plutôt que grand, vêtu uniformément d'une longue redingote noire et d'un pantalon gris. Il avait un crâne poli comme de l'ivoire, que cerclaient des cheveux grisonnants. Sous d'épais sourcils apparaissaient des yeux pétillants d'esprit, dont une paire de lunettes à branches d'or tempérait faiblement l'éclat. La face était souriante, colorée, bordée de favoris blancs : l'ensemble respirait la bonté.

Dans son quartier, M. Pétrus avait une grande réputation de savoir et d'honnêteté. La considération dont il jouissait n'était pas usurpée : doué d'une intelligence d'élite, d'un cœur ouvert à tous les nobles sentiments, M. Pétrus appartenait à la race des praticiens instruits, modestes et intègres, qui n'ont d'autre ambition que de faire le bien.

Pendant longtemps, tout avait semblé sourire au docteur : estime des hommes et bonheur domestique. Un jour vint où le deuil entra dans sa demeure : la fidèle compagne de sa vie disparut, terrassée par une de ces maladies devant lesquelles la science recule impuissante.

Les âmes fortes ne se laissent point abattre par l'adversité. M. Pétrus se dit que le meilleur moyen d'honorer la mémoire de celle qui n'était plus, consistait à la remplacer auprès des pauvres et des orphelins, et il se montra plus doux, plus humain, plus généreux encore que par le passé.

Le docteur trouva une grande source de consolation dans l'amitié d'un de ses anciens camarades de collège. Après la cruelle catastrophe qui l'avait frappé, il fut invité par M. de Biancourt (c'était le nom de son ami) à passer quelques semaines parmi les siens. Il accepta.

M. Pétrus s'éprit bientôt d'une vive affection pour les deux charmants enfants de son hôte. Il se plut à éveiller l'intelligence de Marcelle et de Raoul, à répondre à leurs incessants « pourquoi ». Il fut leur confident en même temps que leur maître, et trouva tant de charme dans ce rôle qui lui était inconnu, qu'il n'eut plus la force de se séparer de ses élèves. Il resta pour toujours au foyer de sa famille d'adoption.

Dix ans plus tard, la maison de Biancourt était en fête. Raoul, garçonnet d'une quinzaine d'années, à la physionomie intelligente, venait d'obtenir au lycée Henri IV tous les premiers prix de sa classe. Marcelle, plus jeune de deux ans que son frère, n'avait pas eu moins de succès : au cours de mademoiselle Priolet, elle avait remporté de nombreuses couronnes.

— Je vous félicite de tout cœur, chers enfants, dit le docteur, dès qu'il put embrasser les lauréats. Maintenant, parlez-moi franchement. Quelle récompense attendez-vous de votre vieil ami Pétrus?

— Oh! monsieur Pétrus, répondirent ensemble Raoul et Marcelle, nous sommes assez récompensés de nos petits efforts, puisque nous avons eu la joie de vous faire plaisir.

— A la vérité, répliqua le docteur, la conscience du devoir accompli est la plus belle récompense que vous puissiez ambitionner. Mais je ne me contente pas pour vous de cette satisfaction. S'adressant alors à M. de Biancourt : « Nos enfants, dit gaiement M. Pétrus, ont fait leur de-

voir; à nous de faire le nôtre, à nous de leur
donner de joyeuses vacances, et de rappeler sur
leurs joues les couleurs que les *compositions* ont
quelque peu ternies. Allons tous à la mer! »

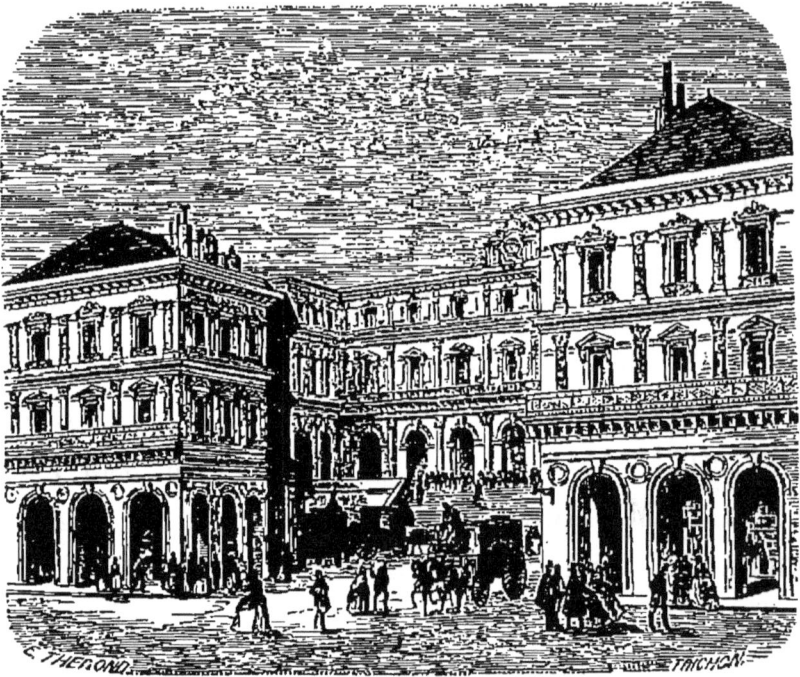

LA GARE SAINT-LAZARE.

Les préparatifs du départ furent rapidement
terminés, et, quelques jours après la distribution
des prix, la famille de Biancourt, accompagnée
de M. Pétrus, prit à la gare Saint-Lazare le train
qui mène à Dieppe.

Ce voyage devait être non seulement profitable
à la santé de Raoul et de Marcelle, mais singuliè-

rement favorable à leur instruction. Le docteur Pétrus eut mille occasions de donner à ses jeunes amis des notions élémentaires de cette science qu'on nomme *l'hygiène*, et dont l'importance n'est pas à démontrer, puisqu'elle a pour objet de conserver et d'améliorer la santé.

L'auteur de ce petit livre a eu la bonne fortune d'assister aux causeries du docteur Pétrus; en les publiant, il a pensé, cher lecteur, vous être à la fois utile et agréable.

LES BAINS

CHAPITRE PREMIER

LES BAINS FROIDS

Ce ne fut que le surlendemain de l'arrivée à Dieppe que, malgré l'impatience de Raoul et de Marcelle, le docteur autorisa les bains de mer. L'air vif de la plage, le changement de région, les modifications d'habitudes, nécessitent un acclimatement. A la mer, comme sur les terres lointaines où va se fixer l'Européen, il faut s'adapter progressivement au milieu nouveau, et cette loi, surtout pour les enfants, ne doit jamais être transgressée.

Quelle fête pour nos jeunes amis que le premier bain ! Si l'on eût écouté Raoul, on l'eût, dès son réveil, conduit aux bords de l'Océan. M. Pétrus s'y était formellement opposé. A aucun âge, en effet, il ne convient pas de se baigner au sortir du lit ni après le coucher du soleil. Les grandes personnes ont avantage à se baigner le matin, de sept à onze heures. Les enfants, les individus faibles ou souffrants, ont besoin d'une eau plus échauffée, d'une atmosphère moins froide, de transitions moins brusques. Le milieu du jour, de dix heures du matin à cinq heures du soir, leur convient mieux.

A ces recommandations M. Pétrus en ajouta d'autres non moins utiles : « L'âge et la constitution des baigneurs, dit-il, établissent, dans l'effet des bains froids des différences dont il faut se soucier. Ainsi un adolescent restera dans une eau de 10° à 15° centigrades, une quinzaine de minutes, sans aucun inconvénient; un jeune enfant ne dépassera pas impunément un séjour dans l'eau froide de trois à six minutes. »

Certaines personnes éprouvent pour l'eau de la mer une invincible répulsion. Faut-il néanmoins leur imposer l'immersion? telle était la question qui fut maintes fois posée au docteur. M. Pétrus répondit négativement, se fondant sur ce que des accidents nerveux, des accès de fièvre, des troubles digestifs pouvaient être la conséquence de cette violence.

Rien de pareil n'était à craindre avec Raoul et Marcelle. Habitués depuis longtemps aux bains froids; encouragés par la vue des nombreux baigneurs que, depuis deux jours, ils venaient contempler sur la plage; soutenus, il faut bien le dire, par la certitude que des amis dévoués surveilleraient leurs ébats, nos deux jeunes gens se revêtirent sans appréhension dans leurs cabines des jolis costumes qu'ils avaient apportés de Paris. Ils couvrirent leur chevelure d'une coiffe de tissu imperméable, car ils avaient appris que les bains d'eau froide nuisent au bon état des cheveux:

Une fois équipés, ils s'avancèrent sur la grève. « S'avancèrent » est une façon de parler. Marcelle était dans les bras d'un de ces robustes Dieppois, vieux loups de mer, attachés au casino pour la saison des bains. Raoul, plus brave, déjà bon nageur, était seulement accompagné de M. de Biancourt.

En un clin d'œil, le guide porte Marcelle dans la mer, la plonge dans le liquide la tête la première, et lui fait parcourir un certain espace entre deux lames. Raoul, de son côté, entre hardiment dans l'eau, presque en courant et jusqu'à mi-cuisses ; puis il se jette à genoux, en courbant légèrement la

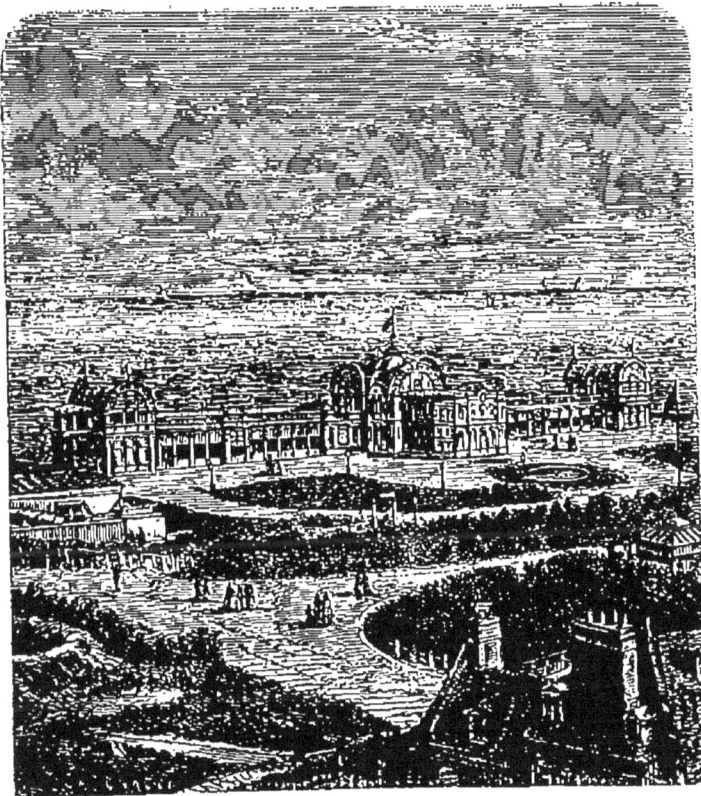

LE CASINO A DIEPPE.

tête. Il se laisse submerger sous trois ou quatre vagues et nage énergiquement sans s'éloigner du rivage.

Les deux enfants éprouvèrent un véritable regret à sortir de l'eau au bout de cinq minutes. Raoul, une fois sur la berge, insista près de son père pour faire encore quelques brasses. M. de Biancourt ne le permit pas.

— Vous avez parfaitement raison, dit M. Pétrus à son ami, de ne pas céder à Raoul. Il n'est pas sage de se retirer d'abord de l'eau, et d'y rentrer ensuite; en outre, avant de se permettre deux bains par jour, il faut avoir essayé d'un seul pendant un temps suffisamment long. Les bains doubles doivent d'ailleurs toujours être éloignés le plus possible l'un de l'autre. Enfin, le bain froid agit surtout par sa brièveté, son instantanéité. Le prolonger, c'est s'exposer à des maux de tête, à des étourdissements, à des palpitations de cœur, ou même à des affections des bronches et des poumons.

Marcelle et Raoul se séchèrent rapidement avec des linges à peine tièdes. Réconfortés par un doigt de vin de Bordeaux, ils firent, avant de rentrer, une bonne promenade d'un pas allègre. Ils arrivèrent frais et dispos à la maison. Un excellent déjeuner était préparé à leur intention; le frère et la sœur ne se firent pas prier, croyez-m'en, pour y faire honneur.

Pendant tout le mois d'août, le bain fut répété chaque jour, et chaque fois avec un plaisir nouveau. La santé de nos bons amis ne fit qu'y gagner. Leur teint était coloré; leur appétit devenait insatiable. C'est que de puissants agents s'unissent pour rendre profitable à la santé générale le séjour au bord de la mer.

L'air y est riche de lumière. Ventilé presque incessamment par la brise, il est pur d'émanations délétères et il jouit d'une température modérée presque constante. Il est de plus rendu tonique, stimulant, par les molécules liquides, « ces poussières de l'Océan, » suivant l'expression d'Arago, qui se mélangent à l'atmosphère, la chargent, en se desséchant, de particules salines et pénètrent dans l'organisme par la respiration.

D'autre part, l'eau de la mer possède des propriétés spéciales. Elle est extrêmement salée, comme il est facile de le constater en la goûtant, et elle provoque pour cette raison une irritation plus ou moins vive de la peau. Par son va-et-vient continuel, elle produit une sorte de massage permanent. Elle active de cette façon la circulation, développe les muscles, en un mot « fouette » toute l'économie. C'est ainsi que s'expliquent les effets si remarquables qu'elle produit sur les constitutions faibles, sur les natures appauvries. L'eau de la mer agit enfin par sa basse température, bien inférieure à celle des eaux douces. Cette action physique de l'eau froide est si curieuse, qu'il nous paraît intéressant de l'analyser.

Prendre un bain de mer, c'est assister en acteur à une véritable pièce en deux actes. Dès que vous vous plongez dans l'eau, vous éprouvez un sentiment de suffocation : l'estomac semble comprimé ; la respiration est haletante, entrecoupée ; le pouls, petit et ralenti ; la peau se contracte, se décolore, se refroidit ; la vie semble refoulée de la périphérie vers le centre du corps. C'est le premier acte.

Au bout de deux ou trois minutes, la scène change. Le calme renaît. La poitrine se dilate ; la respiration devient ample ; le pouls est fort et régulier ; la peau s'échauffe, se colore ; les muscles fonctionnent avec facilité ; vous éprouvez une douce sensation de chaleur, de bien-être, d'expansion du dedans au dehors. C'est le second et dernier acte, le but même de l'immersion, ce qu'on nomme la « réaction ».

L'agitation spontanée du liquide, les frottements, les chocs qu'il exerce contre notre corps, facilitent déjà la réaction ; nous devons la favoriser de notre côté en faisant des mouvements dans le bain.

Quand la réaction tarde à se produire, ou qu'on l'a laissée au contraire se prolonger dans le bain outre mesure, les phénomènes de refroidissement, de concentration du début, persistent ou reparaissent en s'aggravant. Il y a de nouveau : frisson, tremblement général, claquement des mâchoires, crampes, gêne des mouvements, tendance aux congestions internes et danger de submersion. Dans l'un et l'autre cas, il faut se hâter de sortir du bain, et presser le retour de la réaction par une marche accélérée, par des frictions énergiques sur le corps, par l'ingestion de boissons sudorifiques, telles que l'infusion de tilleul ou d'oranger. Chez les Russes, on fustige le baigneur avec des verges ramollies dans l'eau.

La transpiration et la sudation avant le bain froid ne sont pas, comme on le croit généralement, une contre-indication à l'immersion immédiate. Écoutez ce que dit à ce sujet un médecin renommé : « Que la sueur soit au début, ou que déjà elle ait eu une certaine durée et une grande abondance ; qu'elle soit provoquée par l'exercice musculaire ou par un moyen artificiel (enveloppement, étuve sèche, etc.), les affusions, les immersions, les douches, les bains froids, peuvent être administrés sans aucun danger, *pourvu que leur durée ne soit pas trop longue*, et ne dépasse pas celle de la réaction spontanée (cinq minutes). Dans ces conditions, non seulement les applications froides ne sont jamais suivies du plus léger accident, mais elles présentent des avantages précieux. En effet, elles terminent brusquement la transpiration, et délivrent les sujets de la chaleur incommode qu'ils ressentent ; elles les mettent à l'abri des accidents qui pourraient résulter du contact d'un air froid avec le corps en sueur ; enfin elles exercent sur la peau et sur l'économie tout entière une action tonique très utile, que devraient mettre à profit tous ceux qui, par leur profession ou par l'influence du climat, sont soumis à des transpirations abondantes et répétées. »

Ce que nous avons dit jusqu'ici des bains de mer peut s'appliquer aux *bains froids* de 0° à 20° centigrades, avec cette différence, que les effets produits sont d'autant moins puissants que la température est plus élevée. Lors donc que vous prenez un bain en pleine rivière, vous pouvez sans crainte faire avant l'immersion une marche d'un ou deux kilomètres. Peu importe que votre teint ait été un peu hâlé par les rayons du soleil, et que vous arriviez en moiteur. Déshabillez-vous rapidement. Ne pénétrez pas dans l'eau peu à peu ; n'imbibez pas préalablement votre corps, dans l'espoir de l'habituer au froid. Une ou deux aspersions d'eau sur la figure et la tête sont seules utiles. Jetez-vous tout d'un coup dans le liquide, et gardez-vous bien de rester en place. Remuez-vous, donnez-vous de l'exercice : la natation est le meilleur moyen d'éveiller la réaction. Restez environ un quart d'heure dans le bain s'il est frais, c'est-à-dire de 15° à 20° centigrades ; cinq à dix minutes seulement, s'il est froid. Rhabillez-vous promptement et retournez chez vous d'un bon pas.

CHAPITRE II

Les conseils donnés par le docteur Pétrus au sujet des bains froids intéressèrent vivement ses jeunes amis. Raoul ne manqua pas, suivant sa coutume, de poser quelques points d'interrogation.

— S'est-on baigné de tout temps, demanda-t-il, et nos ancêtres avaient-ils comme nous la passion des bains de mer ?

— A toute époque, répondit le docteur, on s'est baigné dans l'eau courante : la fille de Pharaon se baignait dans le Nil ; Hélène, dans l'Eurotas ; mais les stations de bains proprement dites n'ont pas toujours existé.

Les Perses et les Égyptiens paraissent avoir construit les premiers établissements balnéaires. D'Asie, l'usage des bains pénétra en Grèce. Ce fut de suite un moyen de traitement employé par les médecins. Le bain devint bientôt chez les Grecs une des obligations de l'hospitalité. Il se prenait avant le repas, souvent après des exercices du corps. Homère fait dire à Ulysse, reçu par Circé : « Une nymphe nous apporta de l'eau, alluma un grand feu et prépara le bain. Aussitôt que j'y fus entré, on versa de l'eau chaude sur ma tête et sur mes épaules; on me parfuma d'essences précieuses, et je n'en sortis

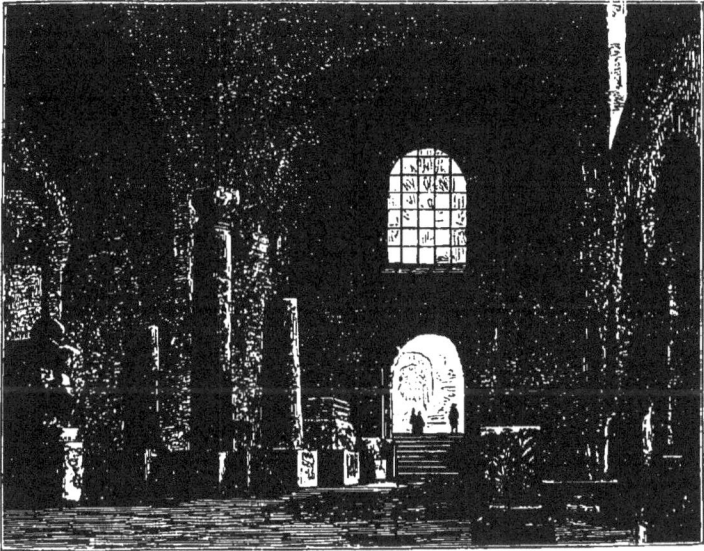

LA SALLE DES THERMES AU MUSÉE DE CLUNY.

que lorsque je ne me ressentis plus de toutes les fatigues et de tous les maux que j'avais soufferts. »

Chez les Romains, les premiers bains furent pris en plein Tibre. Scipion le premier introduisit, dit-on, l'usage du bain chaud dans sa villa de Liternes. Vers l'époque de Pompée s'organisèrent les bains publics, *balineæ* ou *balneæ*, et sous les empereurs furent construits les *thermes* [1].

On peut juger de l'étendue et du luxe de ces bains chauds publics par les débris qu'on retrouve en Italie, en Orient, en Gaule et en Angleterre, et par les descriptions que nous ont laissées Suétone, Martial, Eutrope, Varron et surtout Vitruve. Rome avait quinze thermes. Sur l'ancien Aventin, on admire encore aujourd'hui les ruines majestueuses des thermes de Caracalla. Une seule salle des Thermes de Dioclétien sur le Quirinal a, paraît-il, formé l'église de Sainte-Marie-aux-Anges.

Dans Lutèce (vous savez que c'est l'ancien nom de Paris), les Thermes de Julien étaient annexés au palais impérial de la rive gauche, et alimentés par l'aqueduc d'Arcueil. Ils se trouvaient dans l'ancienne rue des Mathurins, démolie pour faire place à l'hôtel du Sommerard, devenu le musée de Cluny. La grande salle à bains froids avec sa voûte de quinze mètres de haut a résisté aux atteintes du temps.

Les thermes ne comprenaient pas seulement les bains. Plusieurs bâtiments y étaient réservés pour la gymnastique et pour l'enseignement de la philosophie. Toutefois il y avait en général quatre pièces au moins, correspondant aux quatre principaux actes du bain. Galien nous en a tracé la destination : « En en-

---

1. Thermes vient du grec θέρμη, chaleur.

trant dans les thermes, dit-il, on se soumet à l'influence de l'air chaud ; ensuite on se met dans l'eau chaude ; puis, en sortant de là, on se jette dans l'eau froide ; enfin on se fait essuyer le corps. »

Avec la chute de l'empire romain et la naissance du christianisme, les thermes disparurent peu à peu. En Gaule cependant, les salles de bains furent maintenues dans quelques établissements privés.

Au moyen âge, l'usage des bains tomba en telle désuétude, qu'un pape du viiie siècle, Adrien Ier, dut par une bulle enjoindre au clergé de se baigner chaque jeudi. Les Croisades rendirent un peu de vogue aux étuves. Le bain fit partie des épreuves imposées aux futurs chevaliers. Henri IV d'Angleterre créa l'ordre du Bain, qui subsiste encore.

Il faut aller jusqu'au xie siècle pour trouver à Paris trace d'établissements balnéaires. A l'emplacement actuel de la Conciergerie, les rois de la première race firent construire un *Hôtel des Bains*. C'est de cette époque que date le nom des rues : des Étuves, des Nouvelles-Étuves, des Vieilles-Étuves, etc. Les Estuviers ou Estuveurs furent bientôt assez nombreux pour former, sous saint Louis, un corps de métier. Ils étaient soumis à un règlement relativement sévère, à la fois commercial, hygiénique et moral, que nous a conservé Étienne Boileau, prévôt des marchands. L'honneur « d'estuver » ne suffit bientôt plus à leur ambition. Ils cumulèrent : « firent le poil » et coupèrent les cheveux. De là protestations des « perruqueurs » et lutte entre les deux corporations. Charles V eut le bon esprit de les concilier en créant les « barbiers-étuvistes ».

Ce corps devint un des plus riches et des plus puissants de Paris. La charge de barbier-étuviste fut héréditaire et vénale, tout comme celle d'un officier public. Le premier chirurgien du roi Louis XIV faisait partie de la noble compagnie. Cependant c'est sous le roi-soleil que commença la décadence pour les barbiers-étuvistes. Le Trésor éleva considérablement le chiffre de ses impositions ; le prix des bains dut être augmenté, et le peuple déserta les étuves.

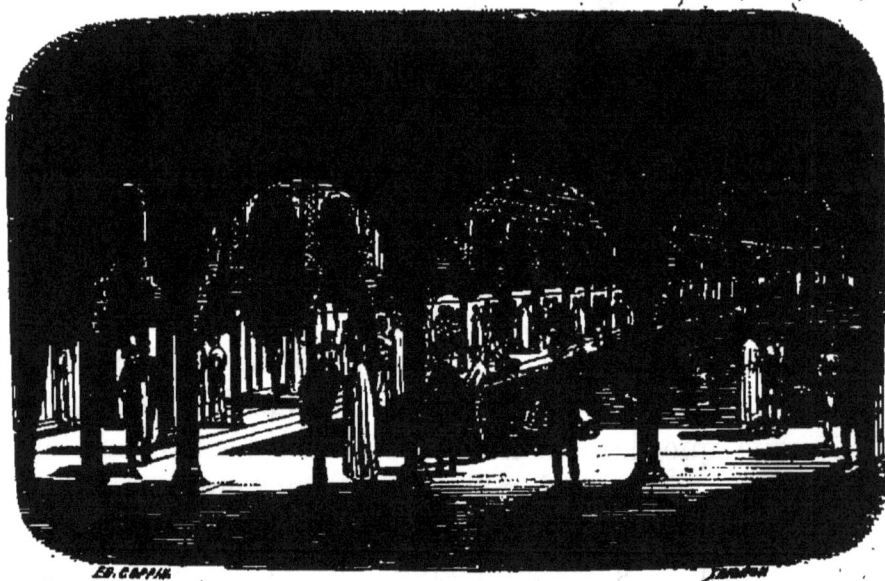

UNE ÉCOLE DE NATATION.

La majorité de la population se contenta de se baigner en pleine Seine, à l'intérieur de bateaux recouverts de toile à voiles et appelés toues.

C'était le germe des écoles de natation. En 1761, Poitevin ouvrit la première près du Pont-Royal. Ces nouveaux bains publics se répandirent très rapidement, surtout après l'abolition en 1791 des privilèges attribués aux corporations. Leur usage depuis n'a fait que s'accroître, et l'on peut dire que d'une façon générale tous les bains froids se prennent aujourd'hui dans ces établissements.

Une école de natation, à Paris, se compose essentiellement, d'après M. Napias, de quatre grands bateaux plats, recouverts d'un plancher qui supporte une construction de bois disposée en cabines. Ces bateaux sont assemblés de manière à circonscrire un espace de la rivière de forme rectangulaire, autour duquel règne une sorte de quai formé par le plancher des bateaux et ménagé entre le bassin et les cabines.

Aux deux extrémités et au milieu du bain, qui généralement est traversé par un pont, se trouvent des échelles, des escaliers pour descendre dans l'eau. Des bandes de toile sont tendues verticalement au moyen d'un fil de fer d'un côté à l'autre du bain, soit en long, soit en large, soit dans les deux sens à la fois.

Le fond est constitué tantôt par un plancher plus ou moins incliné et maintenu par des claies de bois, qui empêchent le baigneur de passer sous les bateaux, tantôt par le fond même de la rivière. Dans ce dernier cas, le bassin est limité sur les côtés par des filets à mailles de fer, pendant verticalement et suffisamment longs pour qu'ils touchent encore le fond par les plus grandes crues.

CHAPITRE III

L'ASPHYXIE PAR SUBMERSION

Un matin, Raoul et Marcelle, que M. Pétrus accompagnait, virent, en se promenant sur la plage, se former un nombreux rassemblement. Poussés par la curiosité, ils s'approchent du groupe et apprennent qu'un malheureux baigneur, s'étant imprudemment avancé loin du rivage, a été saisi et roulé par les vagues. Le flot vient de rejeter un mort sur la grève !

— Ne peut-on encore lui porter secours ? demande Raoul. — Impossible, mon jeune monsieur, lui répond un pêcheur. Voilà plus de dix minutes que le pauvre diable a disparu sous l'eau... au bout de ce temps, il est mort, et bien mort !

Sans répondre à cette affirmation erronée, M. Pétrus s'avance vers la victime. Il fait écarter la foule, et, durant une heure, couché sur le prétendu cadavre, aidé d'un assistant qui exécute ses ordres, il tente de rappeler le noyé à la vie. Ses efforts sont enfin couronnés de succès : le baigneur reprend ses sens ; il est sauvé !

Le docteur se dérobe à sa reconnaissance, et, en rentrant à la maison, il ne manque pas d'apprendre à ses amis quels soins il convient de donner à un noyé pour l'arracher à la mort.

— Dans quelques établissements de bains froids,

dit M. Pétrus, une notice indiquant les premiers secours à donner aux noyés est affichée dans chaque cabine. Il est à souhaiter que cette mesure soit généralisée. Elle contribuerait à détruire cette idée désastreuse, si répandue dans le peuple, qu'il ne faut rien faire à un noyé ou à la victime d'un accident avant l'arrivée des agents de l'autorité. Loin de là : les secours doivent être aussi prompts que possible et longtemps prolongés. On voit des succès après une heure et plus de mort apparente.

Dès qu'un noyé est retiré de l'eau, il faut le coucher sur le côté droit, incliner légèrement la tête en avant en la soutenant par le front, écarter les mâchoires pour faciliter la sortie de l'eau par la bouche et le nez. Il peut être utile, dans ce but, de placer à plusieurs reprises la tête un peu plus bas que le corps, mais pendant quelques secondes seulement. En tout cas, il faut se garder de suspendre les noyés par les pieds. Cette vieille coutume est condamnée.

On replace ensuite le noyé sur le dos, et l'on cherche immédiatement à provoquer chez lui les mouvements de la respiration. Deux aides appliquent largement leurs mains à plat, l'un sur les côtés de la poitrine, l'autre sur le ventre. Le premier presse doucement sur la poitrine d'un côté à l'autre et s'arrête un moment ; le second, pendant ce temps d'arrêt, presse sur le ventre de bas en haut. Le premier aide recommence, pendant que le second s'arrête, et ainsi de suite.

Ces premiers soins ne doivent occuper que quelques minutes. Il faut ensuite transporter rapidement le noyé dans une chambre bien aérée, le déshabiller, et l'envelopper d'une chemise ou d'une couverture de laine. On le couche sur un lit, la tête relevée, le haut du corps un peu incliné à droite. On lui ouvre la bouche, et, avec les doigts ou les barbes d'une plume, on débarrasse les narines, la gorge, des mucosités qui les obstruent. On veille à ce que la langue ne reste pas portée en arrière : au besoin, on la maintient en avant avec un linge.

Cela ne suffit pas encore. Il faut se hâter de pratiquer la respiration artificielle. Voici le procédé que je vous recommande. Un assistant se place à la tête du noyé. Il reploie les avant-bras sur les bras, saisit ceux-ci à la hauteur des coudes et les appuie assez fortement sur les parois de la poitrine; il les écarte ensuite, les porte rapidement au-dessus de la tête, en décrivant un quart de cercle, puis les ramène à leur position première, en pressant encore sur les côtés de la poitrine. Cette manœuvre est répétée environ quinze fois par minute.

Simultanément, on s'occupe de rappeler la circulation et la chaleur, au moyen de frictions avec des linges chauds, imprégnés d'alcool ou de vinaigre; on donne des coups secs sur tout le corps et spécialement sur le cœur; on réchauffe les extrémités par des sinapismes, par des boules d'eau chaude ou des briques chauffées, enveloppées de laine pour ne pas produire de brûlures.

Enfin, si le noyé fait des efforts pour respirer, on lui passe rapidement sous le nez un flacon d'ammoniaque ou de vinaigre. A-t-il des nausées, on chatouille le fond de la bouche avec une plume pour déterminer le vomissement. On peut aussi tenter, si le retour de la vie tarde trop, l'insufflation d'air de bouche à bouche en serrant le nez du noyé et en soufflant avec lenteur.

Il est rare que l'emploi de tous ces procédés reste

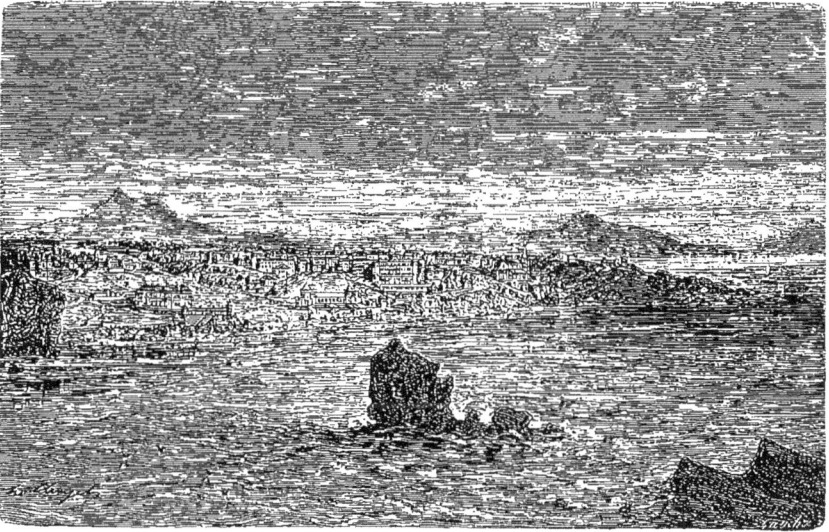

LA PLAGE.

infructueux ; il permet du moins d'attendre utilement l'arrivée du médecin.

Une dernière recommandation : gardez-vous de donner à boire à un noyé avant qu'il ait repris connaissance et puisse facilement avaler, car les boissons pourraient pénétrer dans les voies respiratoires et causer la suffocation. Il vous est tout au plus permis d'administrer à un noyé, pour le ranimer, quelques gouttes de rhum ou d'eau-de-vie.

CHAPITRE IV

Si les bains froids présentent le danger de l'asphyxie par submersion, ne croyez pas que les bains *très chauds*, c'est-à-dire dépassant 35° centigrades, soient inoffensifs. Ces bains, peu usités d'ailleurs, ne peuvent sans danger être prolongés au delà de trois à cinq minutes. Ils irritent la peau, et y appellent le sang; le corps prend une coloration rouge intense et se couvre de sueur ; la face s'anime; les yeux s'injectent; la circulation se précipite ; la respiration est gênée; il y a menace de congestion cérébrale.

Les bains très chauds ne trouvent leur emploi que dans certains cas exceptionnels, par exemple quand il s'agit pour le médecin de provoquer une éruption lente, incomplète dans sa manifestation extérieure, ou trop hâtive dans sa disparition. Mais l'hygiène n'a que faire des bains très chauds, ou même simplement chauds, au-dessus de 30° centigrades. Elle proscrit les uns et les autres.

Les bains hygiéniques par excellence sont les *bains tièdes*. Pris dans l'eau courante, ils exigent une température de 20° à 25° centigrades; pris dans une baignoire, où les mouvements sont presque nuls, leur température doit varier entre 25° et 35° centigrades, mais ne jamais dépasser ce dernier chiffre. Leur

effet est de détendre les tissus, de calmer le système
nerveux, de reposer des fatigues, et de produire une
sensation de bien-être général.

Ils peuvent être prolongés pendant une demi-
heure, ou même trois quarts d'heure. Il faut seulement
avoir soin de n'entrer dans le bain qu'autant que la
digestion est terminée, c'est-à-dire trois à quatre
heures après le repas, et éviter à la sortie tout refroidissement extérieur. Ce précepte est général et
s'applique sans exception aux différents bains.

À la vérité, les bains tièdes sont moins fertiles en
résultats pratiques pour la santé que les bains froids.
Ils n'accroissent pas l'énergie d'une constitution dé-
primée; ils ne sont pas fortifiants; ils n'ajoutent rien
à la vitalité organique; mais ils l'entretiennent, et
restituent la souplesse et l'aisance aux fonctions
alourdies par la fatigue. Ils sont surtout utiles pour
la propreté, et ce rôle est assez grand pour que nous
exprimions un souhait : celui de voir chaque Français
prendre au moins une fois par mois un grand bain
tiède de propreté.

Il est loin d'en être ainsi. Dans nos villes, ceux
qui auraient le plus besoin d'appliquer ces mesures
élémentaires d'hygiène, les ouvriers qui vivent dans
une atmosphère chargée de poussières, ou manient
des substances chimiques, n'usent en général que
très rarement des bains. Dans les campagnes, il est
triste de l'avouer, un grand nombre d'individus en
ignorent même l'usage. Le public ne sait pas assez
que la surface du corps, chargée de produits excré-
mentitiels, a besoin de conserver constamment son
activité et sa perméabilité, et qu'avec la propreté on
peut lutter contre les plus mauvaises conditions hygiéniques.

A ce point de vue particulier, l'humanité, depuis des siècles, n'a pas progressé. Bien avant que les savants eussent démontré que l'oblitération des pores de la peau par des enduits artificiels amène rapidement la mort chez les animaux, Moïse avait multiplié pour son peuple les prescriptions de salubrité, et, pour en assurer l'observance, fait de la malpropreté du corps une impureté de l'âme. A son exemple, Mahomet ordonna de nombreuses ablutions aux sectateurs de l'Islam; actuellement encore, les bains égyptiens du Caire, les anciens bains turcs de Soliman à Constantinople et à Saint-Jean-d'Acre pourraient nous servir de modèles.

Nous n'allons pas cependant jusqu'à désirer le retour des établissements pompeux d'autrefois. Nos mœurs ne se prêteraient plus à ces pratiques un peu efféminées, qui sentent l'Orient et la Rome païenne; et les « Hammams » ne sont accessibles qu'à un petit nombre de privilégiés. Mais, ce que nous pouvons réclamer, c'est la réalisation par l'autorité gouvernementale ou l'initiative privée d'un certain nombre d'améliorations d'une utilité incontestable.

Une loi du 3 février 1851 a institué en France dans les grands centres de population des bains annexés à des lavoirs publics. Les statistiques officielles démontrent malheureusement que, si les lavoirs sont entrés dans nos habitudes, les bains qui se prennent par an sont tout à fait disproportionnés avec le chiffre de la population. Dans les départements, un grand nombre de villes sont absolument privées de ces bains-lavoirs. Enfin, l'idée de Chevallier de condenser les eaux chaudes des machines à vapeur des lavoirs dans un bassin où s'alimenteraient les bains, n'est pas, que je sache, encore bien répandue. Certes,

le sentiment bien compris de la dignité humaine fera
plus pour l'hygiène publique que tous les décrets lé-
gislatifs. Mais, en attendant que ce sentiment, géné-
ralisé par la diffusion de l'instruction, ait pénétré
dans les masses, il serait bon que l'administration
favorisât le développement des établissements qui
existent, et en créât d'autorité de nouveaux là où il
n'en existe pas.

D'autre part, il serait possible de subventionner des
établissements privés, pour qu'ils missent en hiver à
la disposition des nécessiteux un certain nombre de
baignoires gratis ou à prix réduit. En Chine, il y a des
bains chauds publics, dont le prix d'entrée n'est que
de six sapèques, environ 5 centimes de notre mon-
naie. Très probablement, le prix des bains sera toujours plus élevé dans notre pays; mais on peut du
moins souhaiter qu'il soit moins haut qu'actuellement. Un bain tiède coûte de 50 à 75 centimes :
c'est une somme relativement considérable pour un
budget modeste.

On a proposé dernièrement d'affecter des bains
publics à tous les hôpitaux, et de laisser aux médecins
de l'assistance ou des bureaux de bienfaisance la
faculté de distribuer un nombre illimité de cartes
de bains aux consultants du dehors. Ce serait une
excellente mesure.

Aujourd'hui, tous les collèges, pensionnats, prisons, possèdent des baignoires. Nous en voudrions
dans les écoles communales populeuses, dans toutes
les fabriques, dans toutes les casernes. Les chefs
d'usine, spécialement, pourraient utiliser dans ce but
les eaux de condensation de leurs machines à vapeur.
Les ouvriers qui manient la céruse, le minium, le
massicot, le mercure, le noir animal, le phosphore,

les matières colorantes, c'est-à-dire toute cette grande catégorie de travailleurs qui comprend : les ouvriers en produits chimiques, les teinturiers, les mégissiers, les chapeliers, les doreurs, les étameurs de glace, etc., sont journellement exposés à absorber des substances toxiques. En mettant des bains chauds à la disposition de leur personnel, les chefs d'industrie le préserveraient de bien des maladies ; ils acquerraient un véritable titre à la reconnaissance publique.

LES BOISSONS

CHAPITRE PREMIER

L'EAU

Dès leur arrivée sur la plage, Marcelle et Raoul eurent la curiosité de goûter de l'eau de mer. Idée malencontreuse!... la dégustation fut suivie de grimaces et de nausées, et les deux enfants n'eurent de longtemps, je vous l'assure, la velléité de recommencer la tentative.

Le docteur Pétrus, après avoir souri de leur mine déconfite, leur dit :

— A quelque chose malheur est bon! Vous n'oublierez plus maintenant que l'eau de mer contient une quantité considérable de sels — 35 pour 1000 environ — qui la rendent amère, salée, voire purgative, et l'empêchent d'être utilisée comme boisson ordinaire.

— Comment font donc les marins? interrogea Marcelle.

— Ils s'approvisionnent d'eau douce au port de départ, et, pendant les traversées, s'arrêtent à certaines stations pour y renouveler leur provision.

— Et, dit Raoul, si ce ravitaillement est rendu

impossible par un mauvais temps persistant, que devient l'équipage?

— N'a-t-il pas, repartit étourdiment Marcelle, du vin et du rhum?

—Alors vous croyez, mademoiselle, dit le docteur, que le rhum et le vin peuvent remplacer l'eau? Vous ferez de la soupe au rhum, des légumes au vin,

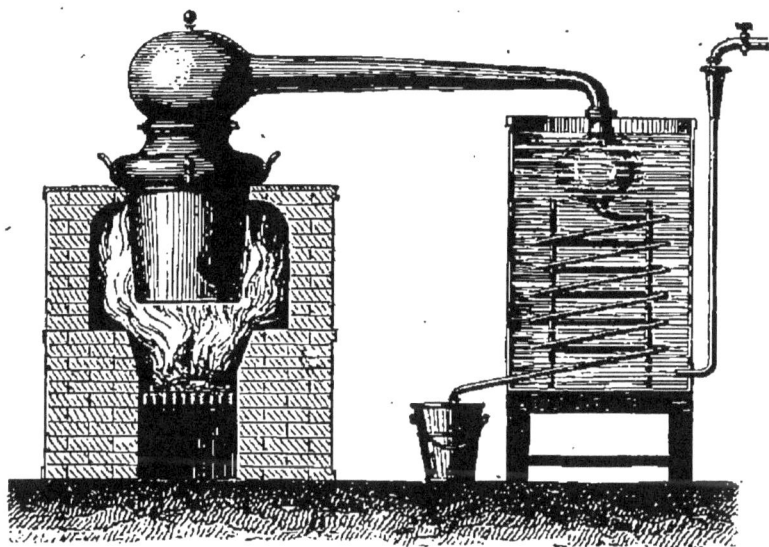

ALAMBIC.

de la viande au whisky, et vous calmerez votre soif avec du pippermint!... Conception lumineuse, en vérité, mais dont l'adoption par l'Amirauté me paraît fort douteuse! Nulle boisson au monde ne peut remplacer l'eau saine, et, à défaut d'une eau de bonne qualité, le mieux est d'utiliser celle qu'on a sous la main en la purifiant. C'est pourquoi sur les vaisseaux se trouvent des *alambics*, qui servent à la distillation de l'eau de mer.

La disposition de ces appareils est bien simple à

saisir, continua M. Pétrus en dessinant sur le sable du bout de sa canne ce qu'il décrivait. Sur un fourneau repose une chaudière appelée *cucurbite;* elle est recouverte d'un dôme, d'un *chapiteau*, qui communique par un tuyau incliné avec un autre tuyau tourné en spirale, nommé *serpentin*. Ce serpentin ou réfrigérant est placé dans un réservoir métallique qui contient de l'eau froide.

L'eau que l'on veut distiller est placée dans la cucurbite. On l'y fait bouillir. De la vapeur se dégage; elle se rend dans le chapiteau, pour passer ensuite dans le serpentin. Là elle se refroidit et redevient liquide. On recueille l'eau ainsi condensée par l'extrémité inférieure du réfrigérant.

— Mais, interrompit Raoul, l'eau qui entoure le serpentin doit s'échauffer pendant la distillation, et dès lors n'y a-t-il pas risque que la vapeur ne s'y liquéfie plus?

— Cet inconvénient existerait, si les constructeurs n'avaient pris soin de joindre à l'alambic un tuyau surmonté d'un entonnoir, qui plonge au fond du réservoir, et sert à y renouveler l'eau froide.

Je dois ajouter un dernier détail : la distillation ne saurait être totale; on l'interrompt, quand les trois quarts environ du contenu de la cucurbite ont été distillés. Sinon, les sels que l'eau de mer tient en dissolution sont entraînés avec les dernières parties du liquide; or la distillation a précisément pour objet de débarrasser l'eau de ses matières salines.

Toutefois, de ce qu'un *excès* [1] de substances minérales rend une eau impropre à l'alimentation

---

1. Un millionième de chlorure de sodium, loin de nuire à une eau, la rend plus digestive.

journalière, gardez-vous de déduire, mes enfants, que les qualités d'une eau dépendent exclusivement de sa composition chimique. Quand bien même l'eau de mer aurait perdu toute saveur saline, elle n'en prendrait pas moins — si elle n'était purifiée — la température du lieu où elle est recueillie; elle conserverait son aspect verdâtre près des rivages, son odeur caractéristique de varech et d'algues marines. En un mot, fût-elle chimiquement pure, elle ne présenterait pas les caractères d'une eau potable, c'est-à-dire bonne à boire.

Quels étaient ces signes à l'aide desquels une eau salutaire pouvait être distinguée d'une eau malsaine ? Marcelle et Raoul eussent bien voulu l'apprendre tout de suite. Mais le docteur Pétrus aimait, comme les romanciers, à suspendre l'intérêt. « Assez bavardé ! dit-il. Vous êtes ici pour vous amuser, et non pour parler science. Jouez, riez, gambadez à votre aise. Ce soir, je vous donnerai toutes les explications que vous désirerez. »

Le dîner finissait à peine, que déjà Raoul rappelait à M. Pétrus sa promesse du matin. Le docteur s'exécuta de bonne grâce, et commença ainsi : « Pour vous donner une idée des qualités que doit réunir une bonne eau, je crois ne pouvoir mieux faire que de procéder devant vous à l'examen de celle dont nous venons de nous servir. » Ce disant, M. Pétrus remplit un verre à pied d'eau de la carafe, et, l'élevant à la hauteur de ses besicles, il poursuivit :

— Remarquez d'abord, mes bons amis, la limpidité de cette eau. Aucun louche, aucun dépôt ne vient la ternir; c'est de bon augure, car un aspect trouble indique presque toujours la présence en pro-

portions excessives[1] de matières minérales, telles que
de la craie, de l'argile ou du plâtre.

Remarquez ensuite que notre eau n'exhale aucune odeur. Nous serions loin de constater pareil
fait, si elle était altérée par des infiltrations malsaines, ou viciée par la décomposition de débris de
plantes, d'animaux aquatiques, de détritus de toute
nature. La présence de ces matériaux, qu'en termes
scientifiques nous appelons des matières organiques,
se révèlerait par une odeur d'ammoniaque, de vase ou
de pourri, qui heureusement fait défaut ici.

J'observe avec satisfaction un troisième signe.
J'agite cette eau et elle devient mousseuse. Ce m'est
une preuve qu'elle renferme de l'air. Je puis, par
cette simple constatation, affirmer d'ores et déjà sa
facile digestibilité. Il est, en effet, établi que la présence de quelques gaz dans une eau aide à son absorption.

Goûtons maintenant notre liquide. Nous lui trouvons une saveur fraîche, agréable, exempte de fadeur
comme d'amertume; c'est une présomption de plus
en sa faveur.

Il ne me reste plus qu'à vous faire témoins d'une
petite expérience, qui nous éclairera davantage encore sur la valeur réelle de notre eau.

Là-dessus, M. Pétrus prit du savon, en laissa
tomber quelques fragments dans le verre, attendit
quelques instants, puis agita lentement le liquide
avec un petit morceau de bois. Les fragments disparurent; aucun dépôt ne se forma au fond du verre.

M. Pétrus demanda ensuite un autre verre plein

---

1. Ici encore l'excès seul est un défaut. On tolère six dix-mil-
lièmes de sels de chaux dans une eau potable.

d'eau. Il y fit tomber une pincée de plâtre, dont il avait pris soin de se munir, et, recommençant l'opération précédente, il ajouta à l'eau ainsi modifiée quelques fragments de savon.

L'eau se troubla, et, malgré les efforts du docteur qui remuait consciencieusement le mélange, le savon ne fut pas dissous en totalité : des grumeaux séjournèrent au fond du verre à expérience.

— Je vous dois une explication, reprit M. Pétrus. Le savon est un composé : il est formé d'acides gras (acide stéarique, margarique, oléique) combinés avec de la soude ou de la potasse. Ce composé se dissout complètement dans une eau pure. — Mais, si cette eau renferme en proportion notable des sels calcaires, tels que le plâtre ou sulfate de chaux, il se passe un phénomène particulier. Entre le savon et le plâtre se fait un échange d'éléments : la potasse prend la place de la chaux et vice versâ. Il en résulte, d'une part, un sulfate de potasse, qui se dissout; d'autre part, un mélange d'acides gras avec la chaux, qui, incapable de se dissoudre, se révèle à l'observateur sous forme de précipité grumeleux.

Cette particularité est intéressante à connaître, car une eau qui ne dissout pas le savon est impropre aux usages domestiques. Non seulement elle ne peut servir au blanchiment des tissus de lin ou de coton, mais elle ne peut encore être utilisée pour la cuisson des légumes secs. Le calcaire qu'elle contient se combine avec certains principes des céréales, et forme à leur surface un enduit qui empêche l'eau de les pénétrer et de les ramollir.

Grâce à Dieu, la boisson que nous venons d'examiner n'a aucun de tous ces inconvénients. Elle est, vous l'avez constaté avec moi, limpide, inodore,

aérée, fraîche, de saveur agréable. Elle dissout le
savon et cuit bien les légumes..... Quand une eau
possède de tels caractères physiques, elle réunit une
somme de probabilités suffisante pour être déclarée
potable.

La certitude de sa salubrité ne s'acquerrait que
par un examen chimique et microscopique ; mais,
dans l'immense majorité des cas, les signes que je
vous ai signalés vous permettront de vous prononcer
d'une façon relativement exacte sur la valeur d'une
eau donnée.

Nous employons principalement comme eaux potables, continua le docteur, celles qui proviennent des
sources, des rivières, des puits et des pluies. Toutes
ne sont pas également bonnes. Chez les unes, il y a
insuffisance d'aération ; chez les autres, excès de mi-
néralisation ; chez la plupart, altération des vertus
originelles. Peu sont parfaites.

L'*eau de source*, par exemple, que nous sommes
habitués à considérer comme le type des boissons
aqueuses, a souvent le défaut d'être mal aérée. Ainsi
que l'eau distillée, elle serait *lourde*, si l'on n'avait
la précaution de la battre à l'air libre. Ses qualités
peuvent aussi avoir été détruites par les terrains
qu'elle a traversés : on a pu dire avec raison que les
propriétés comme les principes constituants des eaux
de source sont variables à l'infini.

La salubrité de l'*eau de rivière* dépend également
du sol sur lequel elle s'écoule, des substances qu'elle
entraîne avec elle, des matières qu'elle reçoit. Dans
presque toutes les grandes villes, avant d'être livrée
au public, elle subit une certaine épuration. A Tou-
louse, elle traverse, avant de pénétrer dans la ville,
des bancs épais de graviers qui arrêtent ses impu-

retés. A Paris, elle est filtrée au moyen d'appareils spéciaux.

L'*eau de puits* constitue dans beaucoup de localités la seule ressource. Elle est généralement fraîche, et fournit ordinairement dans les campagnes

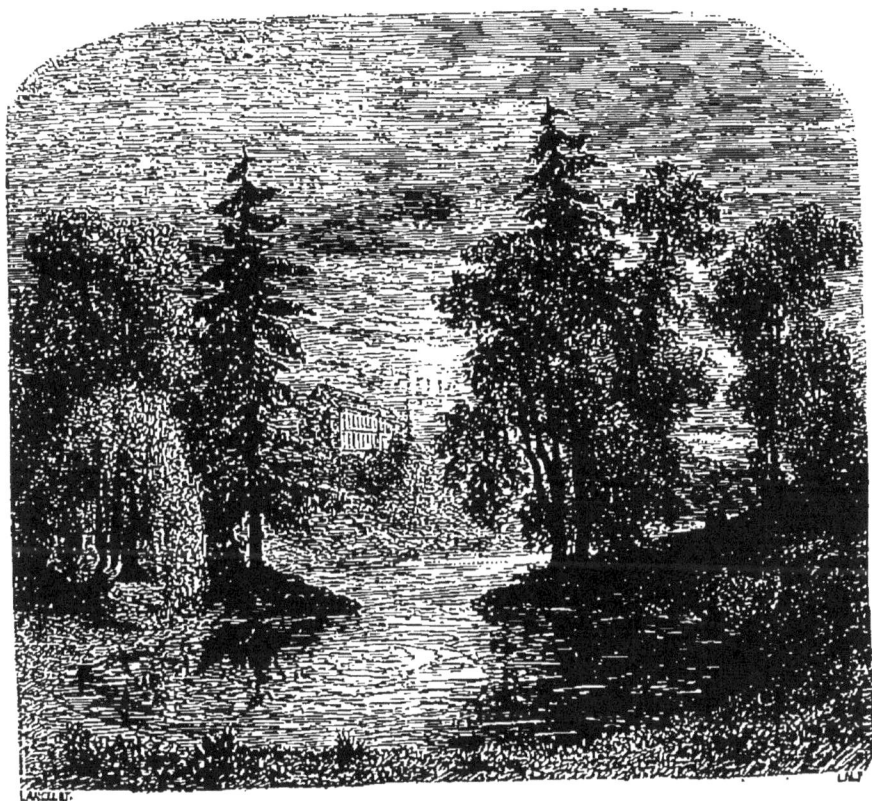

L'EAU DE RIVIÈRE.

une eau très potable. Dans les villes il n'en est pas toujours ainsi : l'eau de puits s'imprègne de matériaux nuisibles, infiltrés dans l'épaisseur du sol; souvent aussi elle renferme trop de calcaire, ce qui la rend *crue* et *dure*.

Les *eaux pluviales* sont certainement les meilleures de toutes : elles sont les plus pures quand on les examine quelques instants après le commencement de leur chute. Malheureusement, elles sont assez fréquemment modifiées par des causes accidentelles. Ainsi, quand on les laisse séjourner quelque temps dans des tonneaux de bois, elles ne tardent point à se corrompre et à prendre un goût saumâtre. Les marins ne peuvent conserver l'eau douce qu'ils emportent qu'en enduisant les parois des barriques d'une couche épaisse de charbon pulvérisé ou de goudron, ou bien en employant des caisses de tôle pour réservoirs. Dans les ménages, il y aurait profit à imiter ces pratiques de la marine, et à remplacer les seaux de bois par des seaux de fer-blanc ou des vases de grès.

Une autre cause d'insalubrité pour les eaux de pluie est leur écoulement sur des toitures de plomb ou de zinc : une certaine proportion de sels véneneux peut, dans ce cas, se trouver mélangée au liquide. Un fait analogue se produit lorsqu'une eau quelconque parcourt des conduites de plomb, dont l'intérieur n'est pas garanti par une couche inoxydable. L'accident dont faillit être victime la famille de Louis-Philippe est à cet égard resté célèbre. Quelques-uns de ses membres, réfugiés à Claremont après la révolution de 1848, furent pris, peu après leur arrivée en Angleterre, d'un état de langueur singulier, d'amaigrissement, de faiblesse générale, de troubles digestifs. Les docteurs les plus renommés de la Grande-Bretagne étaient impuissants à découvrir la source du mal : ils prononçaient les mots d'anémie, de nostalgie. Seul le médecin de la reine Amélie, M. Guéneau de Mussy, s'écria dès qu'il vit les malades : « Vous êtes empoisonnés ! » Et il prouva victorieusement à ses collègues anglais que l'eau dont faisait usage la famille d'Orléans se chargeait, en passant par des tuyaux de plomb, de sels éminemment toxiques.

Dans un certain nombre de fermes en France, on fait encore usage d'une eau dont je ne veux parler que pour vous en déconseiller l'emploi : il s'agit de l'*eau stagnante*. Cette eau, qui provient des mares, des étangs ou des lacs, est toujours très dangereuse; elle contient inévitablement des matières organiques plus ou moins décomposées, des myriades de végétaux et d'infusoires microscopiques, cause de nombreuses maladies. Elle doit être, sans hésitation, rejetée de l'alimentation.

— C'est bientôt dit, cher ami, interrompit M. de Biancourt. Mais supposez que vous n'ayez pas d'autre eau à votre disposition : par un soleil de feu vous vous trouvez perdu dans une plaine, un désert, comme cela est arrivé maintes fois à nos soldats d'Afrique. Ni source, ni ruisseau, ni fontaine ne s'offrent à vous pour apaiser la soif qui vous harcèle. Tout à coup vous découvrez une eau croupissante, trouble, infecte, marécageuse. M'est avis que vous ne répéteriez pas alors : « l'eau stagnante doit être dans tous les cas rejetée de l'alimentation. »

— Vous m'avez cité nos soldats d'Afrique, répondit M. Pétrus sans s'émouvoir. Eh bien, mon cher interpellateur, je suivrais leurs errements, si je me trouvais dans la situation que vous supposez. Le troupier sait que la dysenterie, les fièvres, résultent le plus souvent de l'ingestion d'une eau malsaine. Aussi prend-il certaines précautions avant de boire une eau douteuse. Il commence par la filtrer, en la passant à travers une couverture de laine; il

ne boit pas l'eau pure, mais lui ajoute une liqueur
alcoolique, vin, eau-de-vie. Enfin, il fait bouillir
l'eau pendant quelques minutes, la laisse refroidir
dans un vase ouvert, et s'en sert ensuite pour confectionner une infusion de thé ou de café.

Quand la privation d'eau potable doit être prolongée, l'ingéniosité propre au soldat français se
révèle mieux encore. Dans les camps, des filtres
excellents s'improvisent. On place un tonneau dé-
foncé debout sur un chantier assez élevé. Ce tonneau
est percé à sa partie inférieure d'un trou dans lequel
on enfonce un roseau qui sert de tuyau de décharge.
On remplit à moitié le tonneau de cailloux de plus
en plus petits, et l'on termine par une couche de
sable fin. L'eau versée dans ce tonneau sort claire et
limpide ; elle peut être recueillie dans un autre tonneau, disposé identiquement, où elle subit une seconde filtration.

Parfois on interpose dans la couche de cailloutis
un lit de charbon de bois ; d'autres fois, on laisse
flotter dans l'eau du charbon de cuisine ordinaire,
ou de la braise de boulanger. Toutes ces précautions
ont leur utilité : aucun ferment ne peut résister dans
l'eau à la température de l'ébullition, et le charbon
de bois jouit de la propriété précieuse de fixer à sa
surface et dans ses pores les matières organiques ;
la cause la plus grave de l'insalubrité des eaux se
trouve donc annihilée.

En temps d'épidémies de choléra, de dysenterie,
de fièvre typhoïde, où les eaux potables, d'après les
idées régnantes, sont les principales voies de conta-
gion, il y aurait, je n'en doute pas, profit à prendre
les mêmes précautions et à n'user que d'eau préalablement filtrée, préalablement bouillie. En temps

ordinaire même, le filtrage ne devrait pas être né-

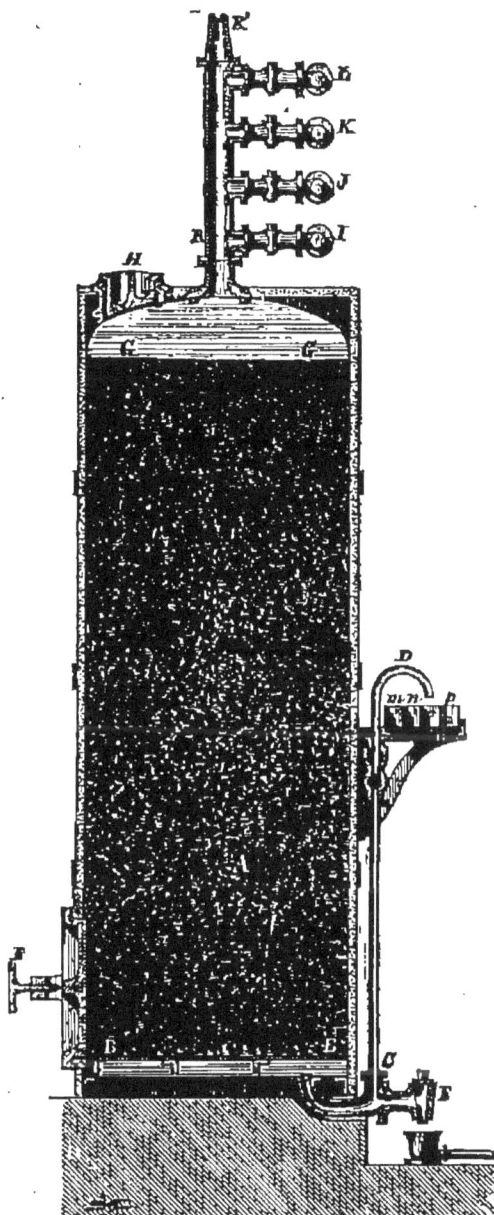

FILTRE A CHARBON.

gligé; il peut être effectué facilement avec des filtres

à charbon ou des fontaines filtrantes. Dans les premiers, l'eau traverse du charbon pulvérisé; dans
les seconds, des tablettes de grès poreux. Nous ne
saurions prendre trop de soins pour améliorer l'eau
dont nous nous servons, car il n'est point de boisson
qui nous soit plus utile. L'eau suffit, d'après Haller,
aux neuf dixièmes de l'espèce humaine : c'est le type
des liquides désaltérants. Elle facilite les digestions
et supplée aux déperditions qui s'opèrent dans notre
organisme par les mictions, la transpiration, etc. Elle
est la boisson favorite des gens sobres.

On l'a accusée de déprimer l'homme au moral.
Démosthène, Charles XII, Locke, Milton, ne buvaient
jamais que de l'eau, et leur intelligence n'a pas été,
que je sache, inférieure à celle de leurs contempo-
rains. On a dit aussi que l'eau affaiblissait physique-
ment l'individu ; cette assertion n'est pas plus jus-
tifiée que la précédente. Dans le nord de la Russie,
les Tartares suivent rigoureusement le précepte de
leur religion qui leur impose, comme aux musul-
mans, l'abstinence des boissons spiritueuses; ils ne
s'en font pas moins remarquer, suivant Hébert, par
leur force musculaire.

A la vérité, certaines circonstances exceptionnelles
peuvent se présenter où l'emploi de boissons plus
stimulantes que l'eau soit indiqué. Quand l'homme
est soumis à des privations ou à des fatigues excessives, quand il habite dans des climats froids et humides, ou réside dans des localités marécageuses,
c'est de vin, de thé, de café qu'il a surtout besoin ;
mais, « dans les conditions régulières d'organisation,
de régime, d'habitation, d'activité physique et morale, » l'eau reste le breuvage qui lui convient le
mieux.

Les savants évaluent en moyenne à un litre la ration d'eau nécessaire comme boisson à un adulte dans nos climats. Cette ration varie beaucoup suivant les individus, les saisons et les pays, mais, dans tous les cas, il est bon de ne pas abuser de cette précieuse boisson. *In medio virtus!* Boire de trop grandes quantités d'eau fatigue et distend l'estomac ; la digestion est gênée, ralentie, quelquefois brusquement enrayée. Si l'absorption de beaucoup d'eau pure, à jeun ou pendant les repas, passe à l'état d'habitude, les inconvénients sont plus sérieux : les organes digestifs perdent peu à peu de leur énergie, et des dyspepsies opiniâtres et douloureuses succèdent à leur parésie.

Boire trop peu rend également les digestions pénibles. La partie liquide du sang n'est plus suffisamment diluée et tend à se coaguler. De là naît une sensation de soif. Lorsque ce besoin n'est pas satisfait, il devient un véritable supplice. Les naufragés ont toujours plus souffert de la soif que de la faim, et dans les grandes catastrophes maritimes les survivants sont souvent ceux qui, privés de tout aliment solide, ont eu le bonheur de rencontrer de l'eau douce. Il y a quelques mois, on parlait beaucoup de la singulière expérience tentée sur lui-même par un certain docteur Tanner de New-York. Convaincu que le mécanisme humain pouvait s'alimenter exclusivement au moyen de l'eau, l'original Yankee prit l'engagement, sous serment, de s'abstenir de toute nourriture, et de ne boire absolument que de l'eau pendant quarante jours. Y eut-il supercherie ? Quelque autre agent, tel que la caféine, entra-t-il dans l'eau destinée au téméraire expérimentateur ? Le fait est que le docteur Tanner gagna son pari.

La température de l'eau qu'on ingère n'est pas sans importance. Chaude, elle active la circulation et pousse à la transpiration cutanée : aussi est-elle considérée par les médecins comme un bon sudorifique. Tiède, elle ne désaltère pas, et provoque le vomissement. Fraîche, c'est-à-dire de 10° à 20° centigrades, elle calme la soif, et stimule l'appétit. Trop froide, elle ralentit ou supprime l'exhalation de la peau, et peut amener des congestions internes. On raconte que le fils de François Ier, jouant à la paume à Tournon, se jeta, dévoré par la soif, sur un verre d'eau glacée qu'il but d'un seul trait; quatre jours après, il mourait, enlevé par une pleurésie suraiguë.

Les accidents ont été surtout observés alors que le liquide ingéré était à une température très basse, pris à jeun et en grande quantité; ils eussent pu être évités avec un peu de prudence. Ainsi, pendant les fortes chaleurs, lorsqu'on est en sueur, il convient de ne boire que lentement et à petites gorgées, et de laisser le liquide séjourner quelques secondes dans la bouche, afin de l'attiédir. Autant que possible, l'eau doit être adoucie par quelques gouttes de vin, de citron, de rhum — au besoin, de vinaigre, ainsi que le faisaient déjà les vétérans de César au temps de la guerre des Gaules. Une infusion très étendue de café ou de thé rafraîchit mieux encore; c'est une des meilleures boissons que nous possédions. Si faire se peut, il faut mastiquer quelque fragment alimentaire, en même temps qu'on boit, et se bien garder de rester immobile quand on a fini de se désaltérer.

CHAPITRE II

Les auditeurs du docteur Pétrus ne se contentèrent pas de l'avoir fait disserter sur les boissons aqueuses. Toute la semaine, l'excellent homme fut harcelé de questions sur les principales boissons en usage. Le thé, le café, le vin, la bière, l'eau-de-vie furent successivement mis en cause, et M. Pétrus dut chaque fois donner une appréciation. Nous avons résumé ses opinions dans les deux chapitres qui suivent.

Si on laisse l'eau de côté, on peut diviser toutes les autres boissons en deux grandes classes : les aromatiques et les fermentées. Les premières renferment un principe odoriférant qui leur a fait donner leur nom ; elles sont stimulantes et peuvent de plus servir à l'alimentation, car elles contiennent toutes une certaine quantité de matière azotée. Elles comprennent : le café, le thé, le maté, le coca et le chocolat.

Le *Café* est la graine du caféier. Cet arbrisseau, originaire de l'Abyssinie, était connu des anciens. A une époque indéterminée, il fut transporté dans l'Inde. De là il fut introduit en Europe par des navigateurs génois et vénitiens au commencement du xvii⁰ siècle. Paris n'eut ses premiers cafés publics qu'en 1672 ; la livre de café coûtait alors 140 francs !

Les lieux de provenance du café les plus renommés

sont : Moka, la Martinique, l'île Bourbon, Haïti ou
Saint-Domingue, Java, Zanzibar. Il faut y ajouter le
Brésil, qui fournit aujourd'hui plus de 300 millions
de kilogrammes de la précieuse denrée.

A la France revient l'honneur d'avoir naturalisé
le caféier aux Antilles. En 1720, Louis XIV envoya à
la Martinique trois pieds fournis par le célèbre caféier du Jardin du Roi, le premier qui, par l'entre-
mise des Hollandais, eût été transplanté dans notre
pays. Vous connaissez les péripéties que cet envoi
eut à subir ; pendant la traversée, deux des plants
périrent faute d'eau douce ; un seul put être conservé, grâce au dévouement du capitaine de Clieu, qui
l'arrosait chaque jour avec sa propre ration d'eau.
Ce plant a été l'origine de toutes les magnifiques
plantations des Grandes et des Petites-Antilles.

Nous employons généralement le café en infu
sion. Les graines, récemment torréfiées et moulues,
donnent une poudre, sur laquelle on verse de l'eau
bouillante. Le liquide, qui est filtré, est l'infusion de
café. Il faut environ 10 grammes de poudre pour
100 grammes d'eau. Les Orientaux préparent le café
d'une façon différente de la nôtre. Ils font bouillir la
poudre avec l'eau et ingèrent tel quel le mélange. La
décoction ainsi préparée est moins aromatique, mais
plus alimentaire que notre infusion.

Par sa saveur exquise, le café est apprécié dans le
monde entier. On évalue, à l'heure actuelle, sa consommation totale à 600 millions de kilogrammes. A
elle seule, la France a importé, en 1880, 79 millions
de kilogrammes de ce produit, représentant 72 millions de francs. Que vous semble-t-il de vos prévi-
sions, madame de Sévigné, vous qui disiez : « Racine passera comme le café » ?

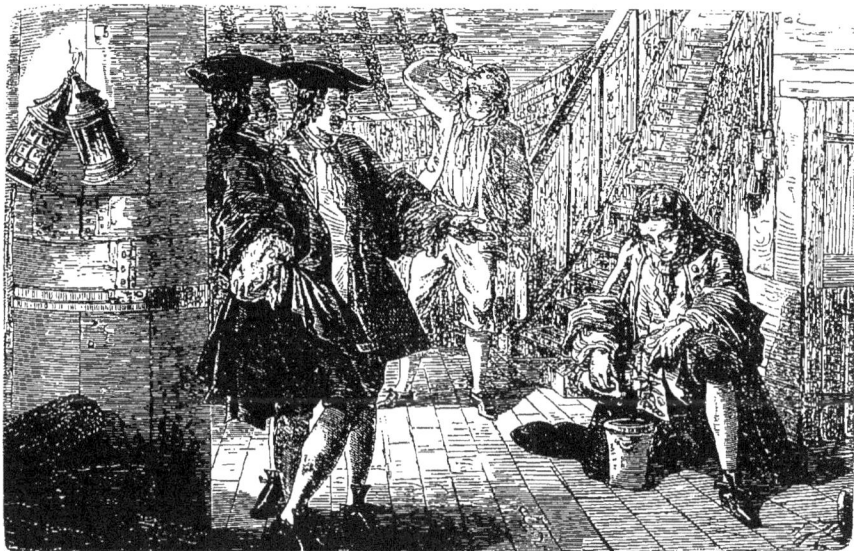

LE CAPITAINE DE CLIEU.

L'estime dont jouit le café ne se justifie pas seulement par son arome ; cette précieuse boisson contient, suivant Payen, six fois plus de substances solides, et trois fois plus de substances azotées (caféine),

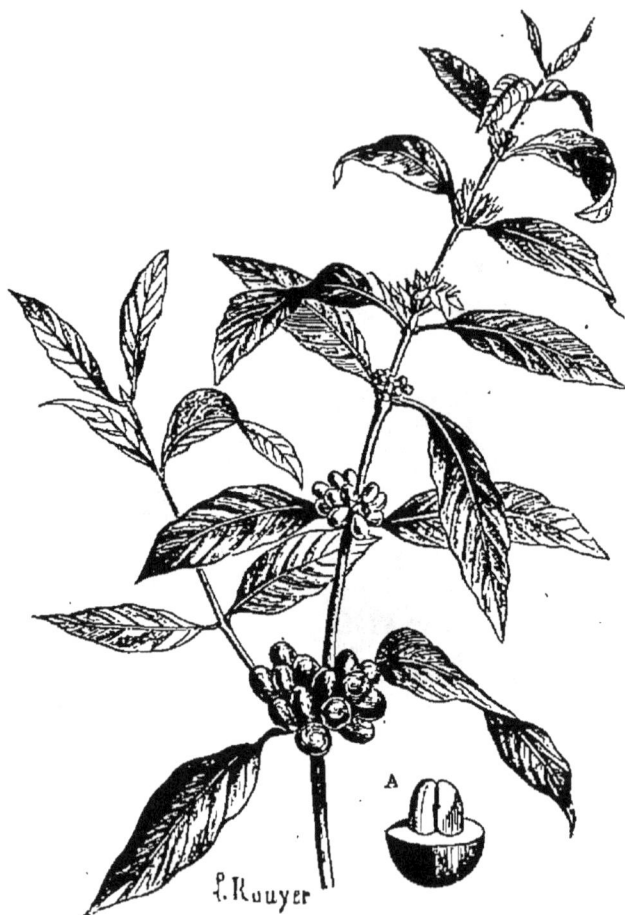

LE CAFÉIER.

que le bouillon de viande de bœuf. A Charleroi, les mineurs belges, qui en font une assez grande consommation, peuvent effectuer autant de travail que leurs camarades, bien qu'ils reçoivent une alimenta-

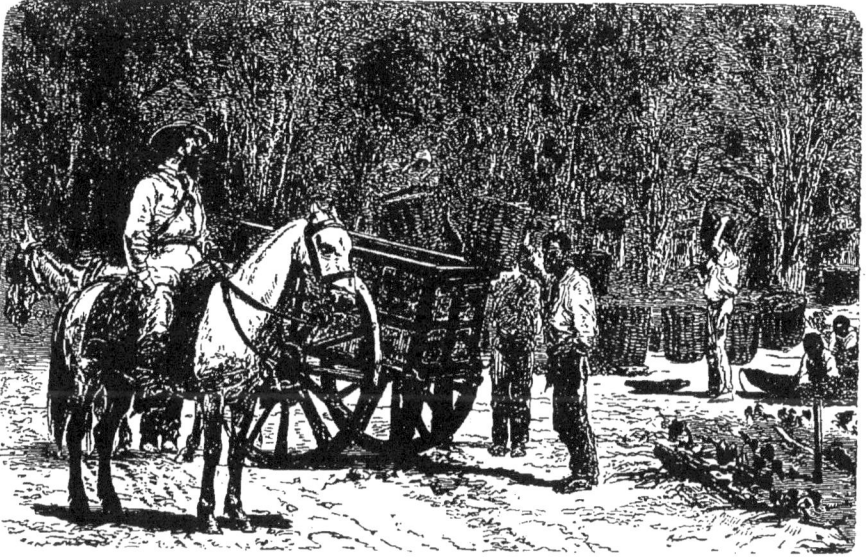

LA RÉCOLTE DU CAFÉ AU BRÉSIL.

tion journalière moitié moins riche en principes nu-
tritifs. M. de Gasparin, qui a signalé ce fait, en a conclu
naturellement que le café était nourrissant; mais,
d'après cet agronome, le café serait alimentaire
d'une façon indirecte. Il agirait surtout par sa présence, ménageant les combustions, s'opposant à la
désassimilation des organes, les empêchant de « se
dénourrir », comme on l'a dit. Il maintiendrait ainsi
l'organisme dans un état de résistance, qui aide à
supporter l'abstinence. Comme le thé, comme le coca
du Pérou, dont les feuilles mâchées par les voyageurs
leur permettent, paraît-il, de rester un ou deux jours
sans prendre de nourriture, le café serait un aliment
antidéperditeur, un aliment d'épargne.

Le café favorise le travail digestif. Il doit être pris
immédiatement après le repas. On a l'habitude dans
notre pays d'ingérer le matin du café mélangé à du
lait ou de la crème; les partisans du café pur ont
accusé cette boisson ainsi préparée de provoquer de
l'oppression, des tremblements, des palpitations. Ces
inconvénients sont imaginaires.

Le café est un précieux stimulant de l'économie
tout entière; ses qualités le rendent précieux pour
les constitutions molles et atoniques, pour les vieillards, pour les habitants des climats extrêmes. Le
marin sur son bord, le soldat au bivouac adorent la
soupe au café. C'est aussi en raison de ses propriétés
stimulantes qu'une infusion de café noir pur et fort
est utilement administrée contre les empoisonnements produits par les champignons, l'opium ou
d'autres agents stupéfiants.

Le café agit spécialement sur le système cérébral.
Son action excitante se manifeste surtout quand il
est pris chaud et à jeun. Il favorise les veilles, rend les

idées plus lucides, l'élocution plus abondante. « Il me débêtise, » a dit l'illustre Barthez.

Cependant il est des restrictions à apporter à cet éloge exclusif du café. Pris à fortes doses, le café déterminerait à la longue un état permanent d'exaltation et d'irritabilité. On lui a rapporté l'origine d'affections d'estomac, de troubles de la vue, de vertiges, d'oppressions, de palpitations de cœur. Tout en faisant la part de l'exagération, il faut du moins reconnaître que le café ne convient pas à toutes les individualités. Les jeunes enfants, les personnes que dans le monde on appelle des nerveux, c'est-à-dire les individus facilement impressionnables, irritables ou bilieux, les gens prédisposés à la goutte ou atteints d'irritation gastrique habituelle, doivent se résigner à s'abstenir du café, ou du moins à en être excessivement sobres.

Le café est falsifié de mille façons différentes. On le mélange avec du café de qualités inférieures, ou avec des graines diverses : glands doux, pois chiches, fèves, seigle, avoine. Dans ces dernières années, on a même trouvé le moyen de fabriquer de toutes pièces des grains de café avec..... de la terre glaise colorée par du marc. Mais la falsification la plus commune consiste à mêler le café avec la racine torréfiée de la chicorée. Un moyen pratique de reconnaître cette fraude consiste à projeter à la surface d'un verre d'eau une pincée de la poudre suspecte. La poudre de chicorée s'imbibe rapidement d'eau, colore le liquide, et tombe presque immédiatement au fond du verre. La poudre de café absorbe moins vite l'eau, et surnage.

Le *Thé* est fourni par les jeunes feuilles d'un arbre, le *Thea viridis*, qui se rencontre en Chine, au Japon, en Cochinchine et dans toute l'Asie orientale. Suivant diverses circonstances de sol, de climat, de culture, de récolte, de fabrication, on obtient avec le même arbre soit du thé vert, soit du thé noir.

Le *thé vert* est simplement desséché. Les feuilles, dès qu'elles sont cueillies, sont étendues sur des plaques de fonte ou de fer chauffées, et enroulées ensuite sur elles-mêmes; après cette opération elles ne subissent plus que des préparations secondaires : triage, criblage, vannage, tamisage, qui ont pour but de les débarrasser de la poussière ou des débris de tiges mélés avec elles. La confection du *thé noir* est plus complexe. Les Chinois commencent par exposer les feuilles au soleil, en les étendant sur des nattes de bambou; puis ils les font sécher sur des plaques métalliques, chauffées au moyen de fourneaux. Ils agitent sans cesse les feuilles avec les mains, jusqu'à une température excessivement haute. Cette demi-cuisson fait rendre aux feuilles un suc âcre et grisâtre : ce qui nous explique pourquoi le thé noir est moins fort, moins âcre, moins aromatique, moins excitant que le thé vert. Après cette opération, les feuilles sont étalées sur du papier, froissées et remuées dans des corbeilles, pour qu'elles se frisent.

Le thé vert et le thé noir, mélangés ordinairement à parties égales, servent à préparer des infusions. Pour que cette infusion soit bien faite, il convient d'introduire d'abord les feuilles dans la théière; puis on verse de l'eau bouillante sur les feuilles de manière à les noyer complètement. Il ne reste plus qu'à laisser le tout infuser six à huit minutes. Si l'infusion n'était pas préparée promptement, elle perdrait de son arome, et deviendrait amère.

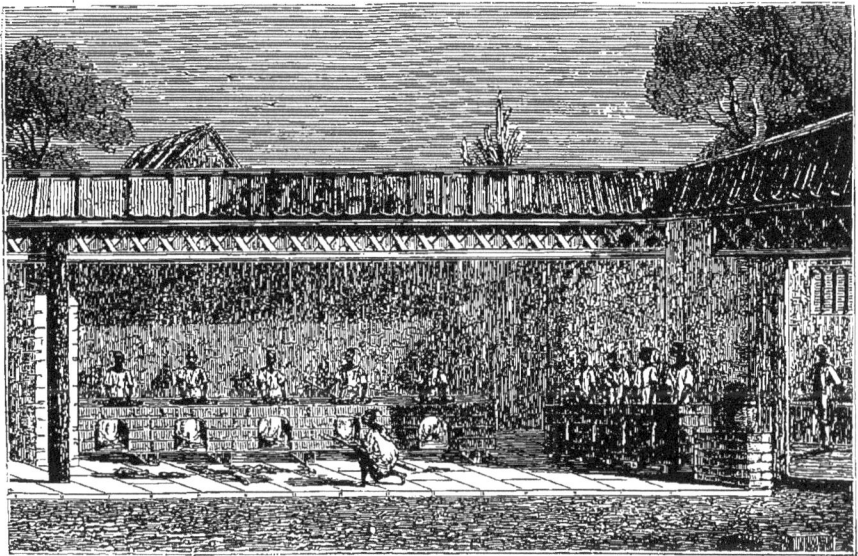

TORRÉFACTION DU THÉ.

Le thé ressemble beaucoup au café par ses propriétés ; comme lui, il possède une saveur suave,
facilite la digestion, constitue un aliment d'épargne
et comporte, suivant les âges, les tempéraments,
les climats, les mêmes indications et les mêmes dé-
fenses. Comme le café, enfin, il est immensément
répandu.

L'Asie et l'Europe en font une consommation
extraordinaire. Les Anglais et les Hollandais prennent non seulement le thé après les principaux
repas, mais ils font encore des demi-repas au thé,
et au premier déjeuner, au goûter, au second souper,
le thé est servi avec des pâtisseries, des croquettes
ou des pains beurrés.

Malgré toutes les qualités que réunit le thé, son
emploi excessif est dangereux. Pris à doses trop
élevées, il agit, d'après Becquerel, comme un nar-
cotique, et provoque parfois de la constipation. A
doses trop répétées, il devient débilitant ; en Chine,
les grands buveurs de thé sont maigres et sans
énergie ; ils digèrent mal et finissent par perdre
complètement l'appétit.

Au Paraguay et dans toute l'Amérique du Sud, on
emploie en infusion les feuilles ou les tiges desséchées du *Maté*. Ce n'est autre chose qu'une espèce
particulière de thé, peu employée en Europe.

Le *Chocolat* sert à préparer une boisson très répandue. Il s'obtient en broyant avec du sucre la
graine du *Theobroma cacao* ou cacaoyer, torréfiée et
dépouillée de son écorce. La réputation du chocolat
est de bon aloi : cette pâte contient deux fois plus de
matières azotées que le froment, de l'amidon, du
sucre, du beurre de cacao, quelques sels. Elle réunit
les qualités d'un excellent aliment, et c'est à bon droit

qu'au Mexique, en Italie, en Portugal, en Espagne,
elle forme une des bases de l'alimentation publique.

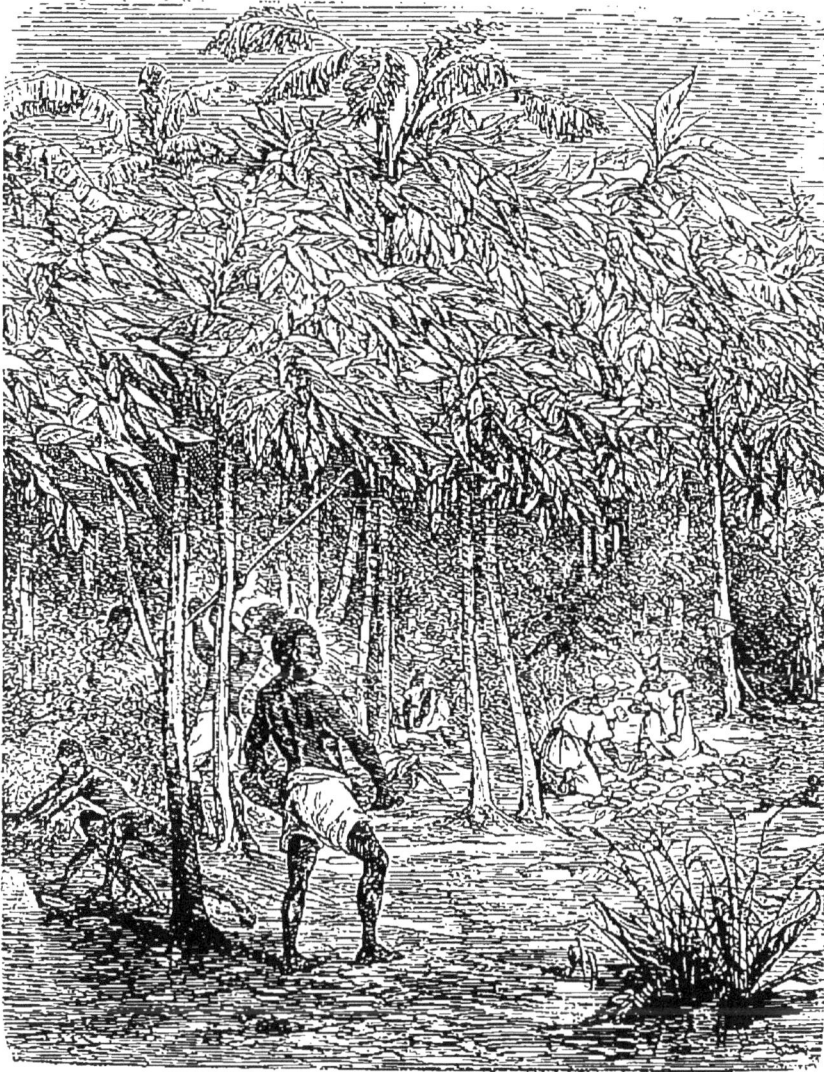

LA RÉCOLTE DU CACAO AU MEXIQUE.

Préparé à l'eau ou avec du café, le chocolat est ordinairement bien supporté par l'estomac. Préparé au

lait ou à la crème, il est un peu plus lourd, mais en revanche plus nourrissant. C'est la boisson des personnes peu robustes.

Le chocolat est souvent falsifié : c'est ainsi que le beurre de cacao, cette huile qui surnage quand on fait bouillir du cacao dans de l'eau, est fréquemment remplacé par d'autres substances graisseuses; la graisse de veau est une des plus employées. D'autres fois, de la dextrine, de la mélasse, de la cassonade sont substituées au sucre naturel, et la poudre de cacao elle-même est additionnée d'amidon et de fécules variées.

CHAPITRE III

L'usage des boissons alcooliques remonte à la plus haute antiquité. Longtemps avant que la science eût découvert que toute matière sucrée peut fermenter et produire de l'esprit-de-vin, les Babyloniens s'enivraient de vin de palmier, les Phéniciens et les Grecs de nectar, le Tartare de koumiss et le Scandinave et le Celte d'hydromel. Qui ne se rappelle les aventures du bonhomme Noé, et les fameux raisins que Josué et Kaleb rapportèrent à Moïse du pays de Chanaan? Qui n'a entendu parler des célèbres crus de Syracuse, de Chypre, de Lesbos, de Corinthe et de Falerne?

La fabrication du vin naturel est encore aujourd'hui ce qu'elle était il y a plusieurs siècles. On foule le raisin en le piétinant dans de grandes cuves de bois, ou en l'exprimant au moyen de pressoirs. On en extrait ainsi du jus, qu'on laisse exposé à l'air. Alors s'opère la fermentation : le sucre du grain se décompose, et se transforme en alcool et acide carbonique. Le dégagement de ce dernier gaz, qui se manifeste par un bouillonnement à la surface de la cuve, est dangereux pour les vendangeurs. S'ils restent trop longtemps soumis à ses émanations, s'ils travaillent dans des celliers mal aérés, ils courent risque d'être asphyxiés.

Au bout de six à huit jours, on soutire le liquide. On ferme incomplètement les tonneaux qui l'ont recueilli, afin de permettre aux gaz que développe la prolongation de la fermentation, de se dégager librement. Peu à peu le vin devient plus clair. Un nouveau soutirage le débarrasse de la lie. On obtient enfin, après quelques mois de repos, un liquide qui renferme essentiellement : de l'eau, de l'alcool, du sucre, des matières colorantes, du tannin et différents sels, spécialement du bitartrate de potasse. La plupart des vins contiennent encore des principes aromatiques ou *essences* propres aux raisins qui ont servi à leur préparation, et qui donnent à chacun d'eux son *bouquet* particulier.

La France a toujours été un lieu de prédilection pour la vigne. Les premiers ceps furent apportés en Gaule par les Phocéens. Ils y prospérèrent tellement que Domitien, 92 ans après Jésus-Christ, fit détruire tous les vignobles gaulois, afin de sauvegarder l'agriculture, compromise par leur envahissement. Replantée deux siècles plus tard, la vigne fut pour des raisons analogues l'objet de mesures restrictives sous Charles IX et Henri III. Aujourd'hui les vins de France sont encore renommés dans le monde entier. Fasse le ciel que les dangereux parasites qui, depuis peu, ont fait irruption sur nos ceps : l'oïdium, le phylloxera, etc., laissent à nos crus leur vieille réputation !

Nos vins sont de colorations diverses. Leur teinte ne dépend pas de celle du raisin, qui a servi à leur préparation; elle tient simplement à la période où le soutirage est opéré. La matière colorante du raisin se trouve dans la pellicule. Elle ne se dissout qu'à la faveur de l'alcool, c'est-à-dire après la fermentation.

Par suite, si l'on pressure le raisin après la cueillée, au lieu de le fouler, on obtient un jus qui n'a pas encore fermenté, qui est incolore, et qui, débarrassé des pellicules, donnera du vin blanc. Généralement ce vin est plus riche en sels que le vin rouge : aussi est-il plus stimulant, et a-t-il une action plus marquée sur la contractilité de la vessie. Le vin rouge, par contre, est plus riche en tannin que le vin blanc : c'est à ce titre qu'il est plus fortifiant et plus salubre.

L'élément le plus important dans la composition du vin est l'alcool. Les pays chauds produisent surtout les vins *alcooliques* ou *spiritueux* : les vins de Madère et de Marsala ne contiennent pas moins de 23 à 25 p. 100 d'alcool. — Les vins fortement alcoolisés sont excitants, chauds, généreux. Ils conviennent aux convalescents, à fonctions gastriques intactes, dont la constitution, un instant ébranlée par la maladie, a besoin de stimulants. Mais ils ne sauraient constituer une boisson de tous les jours, ni même être pris accidentellement en quantité notable. Ils irritent facilement l'estomac, et portent rapidement au cerveau.

Les vins de France sont moins alcooliques que la plupart des vins des pays chauds : Madère, Xérès, Porto, Malvoisie, Marsala, Malaga, etc. On peut dire qu'en moyenne :

Les vins du Roussillon renferment. 20 p. 100 d'alcool.
—   de Bourgogne............ 13 p. 100   —
—   de Bordeaux............. 11 p. 100   —
—   de Champagne........... 10 p. 100   —

Chacun de ces vins emprunte sa caractéristique à la prédominance de certains de ses principes ou à des conditions de terroir. Les vins du *Midi*, du Languedoc, du Roussillon, du Périgord, sont un peu âpres au goût, et stimulants. Les vins de *Bordeaux* sont les plus toniques : ils sont éminemment propres à relever les forces des délicats. Les vins de *Bourgogne* sont plus excitants que les précédents et jouissent à un degré presque égal de propriétés réconfortantes. Les vins *blancs* et mousseux sont moins riches en alcool, et plus capiteux : ils ne doivent pas être employés comme boisson de table.

Les vins qui doivent entrer de préférence dans le régime habituel, paraissent être ceux où ne dominent spécialement ni l'alcool, ni le tannin, ni les acides, mais où ces éléments se trouvent représentés dans de justes proportions ; tels sont les vins dits *complets* : Bordeaux, Bourgogne et Médoc.

Les vins *acides*, tels que les vins d'Argenteuil, provoquent fréquemment de la dyspepsie : ils devraient être rejetés de l'alimentation, si leur acidité n'était corrigée. Les vins *nouveaux* déterminent également des aigreurs et des coliques. Aussi, d'après la plupart des hygiénistes, le vin, pour être potable, doit avoir au moins un an d'âge.

On a beaucoup critiqué la valeur du vin en tant que boisson ordinaire ; on l'a exaltée et dépréciée à l'extrême. Nous sommes de ceux qui pensent que les attaques ont été exagérées. Certes, le vin pris à jeun, ou consommé pur, mérite en partie les reproches qu'on lui a faits ; mais, pris à dose modérée, pendant le repas, et coupé d'eau, le vin constitue une excellente boisson, qui rafraîchit, favorise la digestion et relève les forces.

Ce qui est nuisible, ce n'est pas, croyez-le bien, l'usage mesuré de ce liquide dont Sanctorius a dit

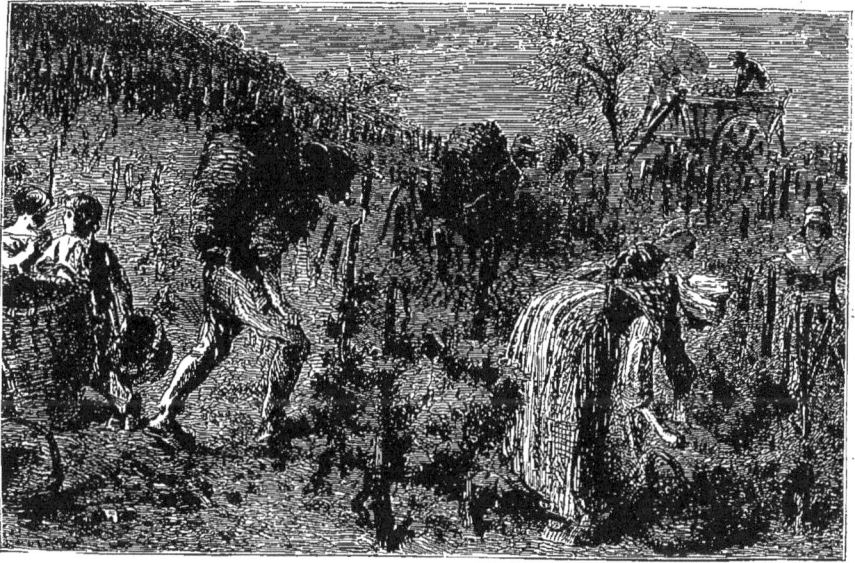

LA VENDANGE.

avec raison : *Lætificat cor hominis,* c'est son emploi abusif, ce sont ses altérations naturelles ou industrielles, et surtout sa supplantation croissante dans les habitudes de nos populations par les eaux-de-vie et les liqueurs.

L'*abus du vin* ou des autres boissons alcooliques produit l'ivresse, s'il est passager ; il mène à l'ivrognerie, s'il est habituel ; dans tous les cas, il dégrade l'homme. — Les Spartiates faisaient enivrer des ilotes pour montrer à leurs enfants l'état d'abjection auquel l'ivresse réduit un être pensant... Je ne m'attarderai pas, pour ma part, à vous tracer le tableau de l'homme ivre. Il est des spectacles repoussants qu'un écrivain respectueux de ses lecteurs hésite à mettre sous leurs yeux ; l'ivresse qui, suivant l'expression de Plutarque, loge avec elle la folie et la fureur, qui transforme une créature humaine en une brute inconsciente et souvent féroce, qui provoque chaque jour des délits, des suicides, des assassinats, l'ivresse est un de ces spectacles écœurants !

L'excès ordinaire des boissons alcooliques est encore plus funeste que l'excès accidentel. A la longue, l'organisme tout entier est profondément altéré. L'alcoolique a des hallucinations de la vue et de l'ouïe, des cauchemars affreux, du délire calme ou furieux ; sa langue, ses mains, ses jambes vacillent ; tout son corps s'émacie ; son intelligence se déprime ; et il finit idiot, dément ou paralytique général, — ou bien il contracte des affections incurables des viscères, et, après de longues souffrances, succombe à une affection des artères, du foie ou de l'estomac, — ou bien encore il est emporté par une maladie qui, guérissable chez un individu sobre, est fatale chez un buveur. Ce n'est pas tout : l'alcoolique est atteint même dans sa descendance ; chez ses enfants, le développement physique et moral est arrêté. « A la quatrième génération, d'après le docteur Morel, la race s'éteint. »

L'usage d'un *mauvais vin*, pour ne pas mener à l'alcoolisme, n'est pas cependant inoffensif. Quand il se répète chaque jour, il nuit à la digestion, irrite chroniquement l'estomac, et peut, dans certains cas, empoisonner lentement le consommateur. Qu'est-ce donc qu'un mauvais vin ? — C'est un vin qui a perdu ses qualités natives, c'est un vin altéré.

Souvent les vins s'altèrent spontanément. Ainsi, quand ils sont peu alcooliques et exposés à une température élevée, ils deviennent *aigres*, par suite de la transformation de leur alcool en acide acétique. D'autres fois, ils prennent de l'*amertume*, parce qu'ils sont trop vieux et que la fermentation, se prolongeant trop longtemps dans les réservoirs, a détruit tout leur sucre. Parfois encore, quand ils sont trop pauvres en tannin, comme les vins blancs par exemple, ils deviennent visqueux, épais, semblables à de la gomme ; ils sont alors dits *graisseux*. S'ils contenaient un excès de tannin, ils n'en seraient pas meilleurs : ils seraient âpres, *astringents*, comme nous disons, et se troubleraient facilement. Heureusement il est facile de remédier à ce défaut : les substances gélatineuses, telles que la colle de poisson, le blanc d'œuf, le sang, ont la propriété de se combiner avec le tannin et de clarifier ainsi le vin : le *collage* ou badigeonnage des tonneaux avec l'une ou l'autre de ces matières est une application de cette propriété. Enfin, quand un vin devient *bleu*, c'est que la fermentation a décomposé ses principaux sels et l'a rendu alcalin.

Une des altérations communes du vin est la présence à sa surface de champignons blanchâtres, de *fleurs*, de *lie :* on dit alors qu'il *tourne* ou se *pique*. M. Pasteur a eu la gloire de trouver la cause de la plupart des *maladies* du vin : il a démontré qu'elles étaient le fait de micro-organismes, de *ferments* contenus dans l'air, et neutralisés par une chaleur de 50° à 60° C. Chauffer le vin quelques instants à cette température suffit pour n'avoir pas à craindre de fermentation dans l'avenir. Grâce à cette admirable découverte, nos grands vins, qui se perdaient autrefois, sont conservés pendant de longues années avec leur couleur, leur saveur et même leur bouquet.

Les altérations artificielles du vin sont au moins aussi communes que les altérations spontanées. L'addition d'eau ou *mouillage* est la plus répandue. Cette adjonction constitue une tromperie sur la qualité de la marchandise vendue, mais elle n'offre pas d'inconvénients réels pour la santé publique. Il n'en est pas de même de la plupart des autres moyens de sophistication. Pour clarifier ou adoucir le vin, les industriels peu scrupuleux lui ajoutent de la craie, de l'alun ou de la litharge, autrement dit de l'oxyde de plomb; pour le relever en couleur, ils l'additionnent de matières colorantes diverses dont quelques-unes, telles que les baies du phytocala et la fuchsine, sont toxiques. Ces fraudes méritent d'être rigoureusement réprimées.

Il est d'autres opérations qui se pratiquent couramment. Afin de rehausser le goût et la force du vin, on lui ajoute des alcools ordinairement de mauvaise qualité : c'est ce qu'on nomme le *vinage;* ou bien, on le *plâtre* pour aviver sa coloration et favoriser sa conservation, c'est-à-dire qu'on l'additionne d'une proportion plus ou moins considérable de sul-

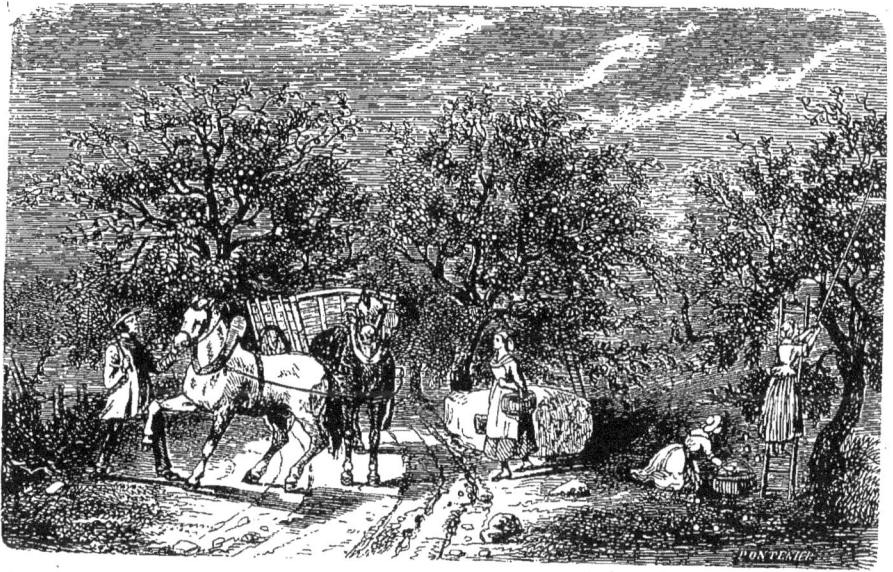

LA RÉCOLTE DES POMMES EN NORMANDIE.

fate de chaux. On fabrique même de toutes pièces des vins dits de macération, où n'entre pas une grappe de raisin, « mélanges malsains de matières colorantes, d'essence, d'eau et d'alcool de betteraves. » La loi ne saurait être trop sévère pour de pareils agissements.

Dans le nord de la France, on consomme peu de vin. On y boit du cidre, du poiré, de la bière. Quelques mots sur la fabrication, la composition et la valeur hygiénique de ces boissons ne seront pas superflus.

De même que le vin s'obtient par la fermentation du jus de raisin, le *Cidre* est produit par la fermentation du jus de pommes. Par le broiement, on exprime le jus de ces fruits; on soutire; on laisse le jus fermenter dans des tonneaux pendant deux mois environ : ce n'est qu'au bout de cette période que le cidre est bon à boire.

Le cidre qui n'a pas fermenté ou qui a été préparé au moyen de pommes sucrées, est le cidre doux. Défiez-vous-en : malgré sa saveur mielleuse, c'est une boisson indigeste et laxative. Le cidre, bien fermenté, fabriqué avec des pommes de bonne qualité, n'a pas ces inconvénients. Assurément, il n'est pas tonique comme le vin; il grise facilement; il est toujours un peu acide ; mais, quand il est pris aux repas avec modération, il constitue un liquide agréable, désaltérant, sans action fâcheuse sur la santé.

Le cidre ne renferme que de 5 à 8 p. 100 d'alcool. Le *Poiré*, qui se confectionne avec des poires à l'instar du cidre, est plus riche : il en contient 6 à 9 p. 100.

La *Bière* est une boisson alcoolique complexe, obtenue également par fermentation. Elle se prépare ordinairement dans notre pays avec de l'orge, de l'eau, du houblon, de la levure, et, — pour la clarification, — de la colle de poisson.

Quatre opérations principales président à sa fabrication.

1° *Le maltage.* — L'orge trempe d'abord dans de l'eau ; elle s'y ramollit, et se débarrasse des matières âcres contenues dans ses enveloppes extérieures. Puis elle est étalée sur des aires, où elle s'échauffe et germe. — Pendant la germination, une substance particulière, appelée *diastase*, se développe autour de la gemmule. On arrête l'opération, quand la tigelle nouvelle a acquis une longueur à peu près égale à celle du grain, période qui correspond au maximum de développement de la diastase. On dessèche ensuite le grain, on le concasse et on le moud. Le grain ainsi modifié prend le nom de *malt*.

2° *Le brassage.* — Le malt est introduit dans de grandes cuves en bois à double fond. Le premier fond est percé de trous : c'est sur lui qu'est étendu le malt. Au-dessous arrive de l'eau chaude. Il se forme un mélange d'eau et de malt qu'on brasse vigoureusement. Deux ou trois séries de brassages au moyen de fourches, entrecoupées par de longues pauses pendant lesquelles on ferme les cuves, permettent à la diastase d'agir sur l'amidon de l'orge et de le transformer en sucre. Au bout d'une dizaine d'heures, on obtient par cette opération, qu'on nomme encore saccharification du malt, un liquide appelé *moût*.

3° *Le houblonnage.* — Le moût est transvasé rapidement dans des chaudières. On l'y fait bouillir avec du houblon, qui lui communique une saveur amère et aromatique toute spéciale.

4° *La fermentation.* — Le moût houblonné est transporté dans des cuves peu profondes. On l'y fait refroidir à l'air le plus rapidement possible. Enfin, on verse la bière dans de vastes cuves en bois, en ajoutant de la levure. Bientôt il se forme de l'écume, la fermentation se développe, puis, au bout de 24 à 48 heures, tout mouvement cesse dans la masse. La fermentation alcoolique est terminée ; le sucre a disparu ; il s'est transformé en alcool qui reste dissous dans la bière, et en acide carbonique qui s'est en partie dégagé.

On soutire le produit de cette première fermentation, et on l'introduit dans des barils dont les bondes ont été enlevées. Là s'établit bientôt une seconde fermentation qui chasse de l'écume par toutes les ouvertures : cette écume n'est autre que de la levure de bière. Quand la fermentation est complètement terminée, il ne reste plus qu'à *coller* la bière.

Au lieu d'orge, la bière peut être préparée avec d'autres céréales. En Angleterre, on emploie le seigle et l'avoine ; en Belgique, le sarrasin. Le riz, le maïs, la pomme de terre sont aussi utilisés dans quelques pays.

Toutefois, ce n'est pas seulement la nature de la matière première de la céréale qui donne aux différentes bières leur cachet propre. Le degré plus ou moins prononcé de dessiccation du malt modifie la teinte et le goût du liquide ; la concentration plus ou moins forte du moût fait varier la proportion d'alcool ; la qualité ou la quantité soit du houblon, soit des substances qu'on lui substitue, change la saveur.

La bière française renferme 5 à 6 p. 100 d'alcool : c'est une bière faible. Les bières foncées ou fortes

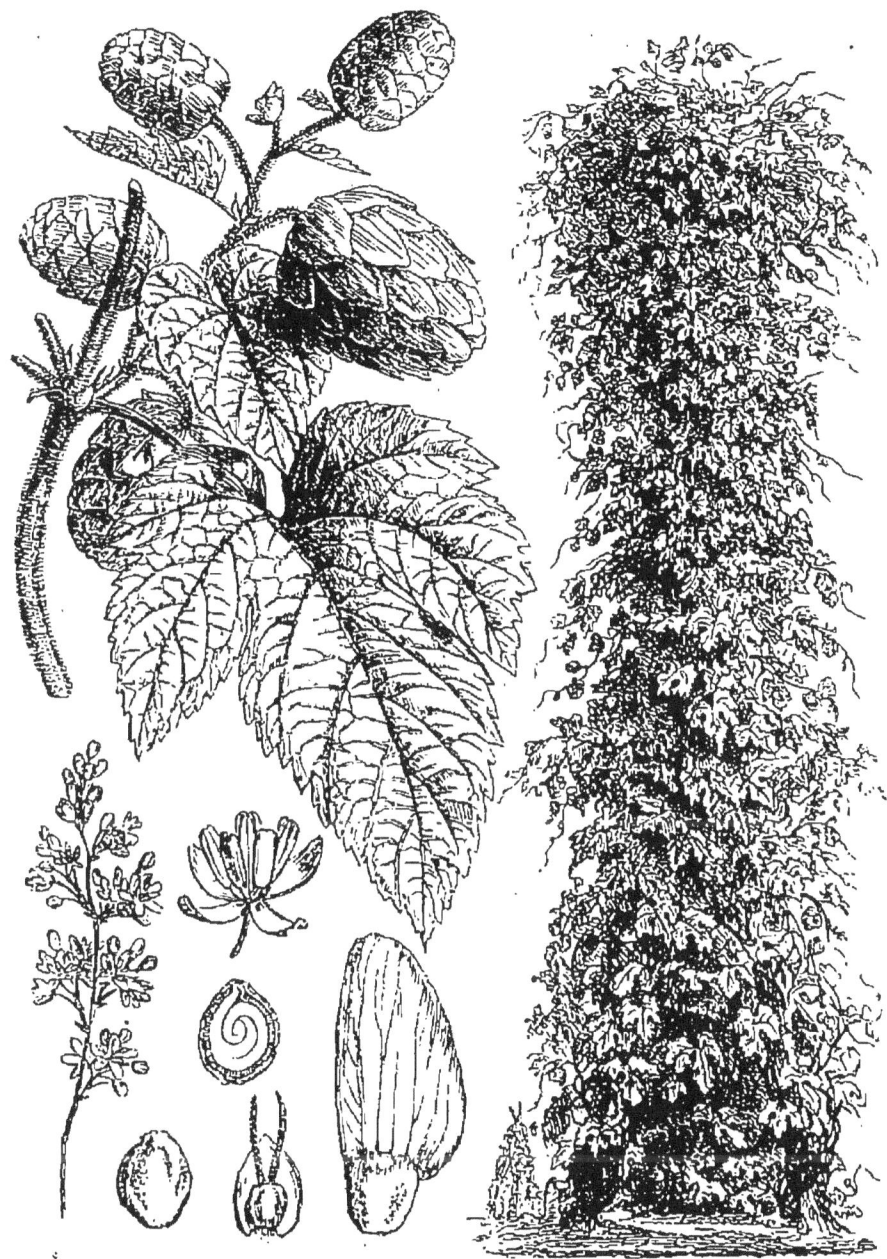

LE HOUBLON.

sont plus concentrées, plus riches en alcool, plus difficiles à digérer : telles sont le *faro* des Belges, le *numme* des Allemands, le *porter* des Anglais.

Une des qualités d'une bonne bière est l'amertume que lui donne le houblon. Mais le houblon coûte relativement assez cher, et les fabricants lui substituent souvent des *amers* achetés à meilleur compte, comme le buis et la gentiane. Dans l'hydromel de Pologne, et le kwass de Russie, le houblon est remplacé par des feuilles ou des bourgeons de sapin. C'est à cette particularité que ces bières doivent leur nom de *résineuses*.

Il est une falsification de la bière que nous ne pouvons passer sous silence, car elle est pleine de dangers pour le consommateur. Quelquefois on cherche, en additionnant la bière d'un peu d'acide picrique, à lui donner de la couleur et de l'amertume; des accidents d'empoisonnement peuvent résulter de cette adjonction. Heureusement la fraude peut être facilement décelée. D'après M. Armand Gauthier, l'acide picrique se précipite par l'addition d'acétate neutre de plomb, et la bière ainsi colorée teint en jaune la laine blanche.

La bière est une boisson alimentaire, qui favorise l'embonpoint. A ce titre, elle rend des services aux personnes de complexion délicate. Quand, pour la préparer, on emploie du lait au lieu d'eau, on a une boisson très tonique : la *bière de lait*.

Prise en petite quantité, la bière est une des boissons qui apaisent le mieux la soif. Prise en excès, la bière amène une ivresse lourde, et son abus habituel est suivi d'obésité, et d'affections rénales.

Dans toutes les boissons dont nous venons de nous

occuper, l'alcool provient simplement de la fermentation d'une matière sucrée : le vin, le cidre, le poiré, la bière, sont des boissons *fermentées*. Mais si, après la fermentation, on procède à la distillation, on enlève au liquide recueilli une partie de son eau. Par là même on obtient des boissons à proportions d'alcool plus considérables; ces boissons *fermentées et distillées* sont les eaux-de-vie.

Le vin, soumis à la distillation, sert à préparer l'*eau-de-vie* ordinaire, qui est essentiellement un mélange d'eau et d'alcool.

Les bonnes eaux-de-vie renferment toujours de 30 à 50 p. 100 d'alcool. Les meilleures s'obtiennent par la distillation des bons vins du Midi : les célèbres eaux-de-vie de Cognac et de Montpellier sont fabriquées de cette façon. Quand une eau-de-vie est très riche en alcool, elle prend le nom d'*esprit*. Le « trois-six » qui contient 3 volumes d'alcool pour trois volumes d'eau, est un des esprits les plus répandus dans le commerce.

Quand on laisse fermenter certaines substances, telles que les fruits du pommier, du prunier, du sorbier, du cerisier, etc., le sucre qui y est contenu se transforme en alcool, comme celui du raisin. Par la distillation, cet alcool peut être recueilli et donner de l'eau-de-vie. C'est ainsi qu'avec les baies de genièvre s'obtient le gin; avec les fruits du cerisier, le kirsch; avec les prunes et les pêches, mais surtout avec les fruits du cerisier marasca, le kirsch-wasser et le marasquin.

Les tiges ou les racines de certains végétaux renferment également un principe sucré, qui, par la fermentation et la distillation, est apte à fournir de l'alcool. Le sucre de la canne à sucre nous donne le rhum ; la mélasse, un des produits intermédiaires qu'on obtient dans la fabrication du sucre ordinaire, sert à préparer le tafia.

Les céréales renferment de l'amidon. Cet amidon est transformable en sucre, et le sucre lui-même, nous le savons, a la propriété, grâce à la fermentation, de fournir de l'alcool. Ce fait nous explique pourquoi de longue date on a préparé de l'eau-de-vie de grains. On a utilisé les graines de froment, de seigle, d'avoine, de maïs, etc... Avec l'orge, on fabrique le whiskey; avec le riz, le rak. Dans nos départements du Nord, on fait surtout l'eau-de-vie avec un corps très riche en amidon : la pomme de terre.

Les eaux-de-vie de grains, de pommes de terre, de betteraves coûtent bien moins cher que les autres. Aussi entrent-elles pour la majeure partie dans la consommation publique. Elles tendent même, ainsi que l'ont établi les rapports de M. Lunier, à se substituer dans toute la France aux boissons naturelles, telles que le vin et le cidre. Elles sont aujourd'hui couramment employées pour l'opération du vinage.

Ces pratiques sont regrettables et pleines de dangers pour la santé générale, car il est établi que les alcools dits d'industrie sont beaucoup plus toxiques que les eaux-de-vie de vin et de marc. Contrairement à ce que l'on pourrait croire, les départements qui récoltent du vin et de l'alcool de vin sont ceux où l'alcoolisme fait le moins de victimes !

Les *liqueurs* sont des eaux-de-vie sucrées artificiellement et additionnées de substances aromatiques, telles que : écorces d'oranges amères (curaçao), anis (anisette), vanille, etc. La plupart de ces liqueurs agissent comme les eaux-de-vie, et n'ont ni plus ni moins d'inconvénients. Il en est une cependant qui fait exception aux autres par la gravité de ses dangers : c'est l'*absinthe*.

En laissant macérer, puis en distillant un certain nombre de plantes : absinthe, badiane, angélique, mélisse, fenouil, menthe, on obtient des huiles essentielles qui, mélangées à l'eau-de-vie, constituent l'absinthe.

Les huiles essentielles, bien plus que l'alcool, produisent sur le système nerveux une surexcitation des plus funestes. Une expérience de M. Magnan le démontre nettement : un cochon d'Inde est placé sous une cloche de verre; à côté de lui est un récipient renfermant une petite quantité d'absinthe; sous la simple influence des vapeurs qui se dégagent de cette

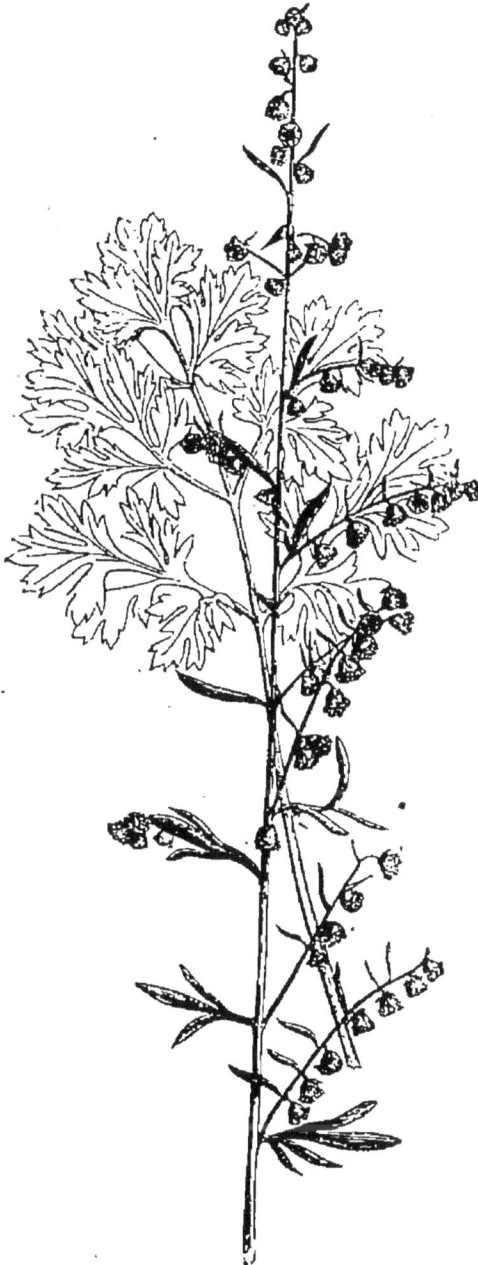

ABSINTHE.

liqueur, l'animal devient d'abord comme ivre; puis il est pris de convulsions; enfin il succombe, si l'action de ces vapeurs est prolongée.

Encore dans cette expérience de laboratoire, l'absinthe était pure; mais celle du commerce ne l'est presque jamais : la couleur verte est obtenue le plus souvent au moyen d'un poison, le sulfate de cuivre. Vous pouvez juger par là de ses dangers.

On ne saurait trop le répéter : nulle boisson n'est redoutable au même titre que l'absinthe. L'ivresse qu'elle provoque est bruyante et furieuse, et son usage habituel, auquel invitent un arome agréable et des teintes chatoyantes, mène rapidement et irrémédiablement à tous les désordres de l'alcoolisme chronique.

LES ALIMENTS

CHAPITRE PREMIER

ALIMENTS D'ORIGINE ANIMALE. — LES VIANDES.

« Il est vraiment curieux, dit un jour le docteur Pétrus, que chacun de nous s'extasie devant une machine industrielle, veuille en connaître les rouages, en étudier le mécanisme, et assiste avec tant d'indifférence au fonctionnement de cette autre machine incomparable, qu'on nomme la machine humaine ! Que de personnes n'ont jamais réfléchi à la façon dont s'opèrent leur circulation, leur respiration, leur digestion, ces grandes fonctions d'où dépend la vie ! Combien même ignorent ce qu'elles mangent !

— Dieu merci, dit Raoul, je ne suis point de ces gens-là. Si vous me demandiez, monsieur Pétrus, ce dont j'ai déjeuné ce matin, je ne serais pas embarrassé pour vous répondre : bifteck aux pommes, œufs à la coque, dessert...

— En serions-nous plus avancés? interrompit le docteur. Avec des énumérations de mets, avons-nous une idée de l'utilité qu'a l'alimentation pour notre développement? Nous rendons-nous compte pourquoi tel aliment doit être préféré à tel autre, pourquoi l'un est plus nutritif, l'autre plus digestible?

En aucune façon. Savons-nous seulement d'où proviennent les matériaux que nous ingérons? Pas davantage.

— Sur ce dernier point, repartit Raoul, je vais tâcher de vous contenter. La viande provient des animaux; les œufs, également. Au contraire, le pain, les pommes de terre, les fruits, sont fournis par des plantes. L'origine de mes aliments a donc été à la fois animale et végétale.

— Bien! s'écria M. Pétrus, tu m'as donné, sans t'en douter, une division simple et naturelle des aliments; seulement, ta réponse est incomplète...

— Il n'y a cependant pas d'aliments minéraux?

— Il n'y a pas d'aliment minéral à proprement parler, si nous réservons au mot « aliment » son exacte signification.

» Aliment signifie : ce qui nourrit (du mot latin *alo*, nourrir); il désigne ce qui, introduit et transformé dans l'appareil digestif, fournit les éléments de réparation de nos tissus, et contribue à entretenir la chaleur du corps. Ainsi compris, le terme « aliment » ne convient évidemment pas aux minéraux, puisqu'ils sont, à eux seuls, incapables de nourrir. Les peuplades qui, par misère ou par dépravation de goût, mangent de la terre, les *géophages*, comme on les appelle, trompent leur faim, mais finissent par maigrir, s'étioler et disparaître.

» Néanmoins, les substances minérales, telles que le chlorure de sodium ou sel ordinaire, le phosphate de chaux, jouent un rôle important dans la nutrition. Le sang et les divers organes renferment des sels de potasse, de soude ou de chaux, du fer, etc.; et pour maintenir en bon état nos tissus, un véritable aliment doit contenir ces divers éléments. Si les matières animales et végétales que nous consommons peuvent suffire à elles seules à nourrir l'homme, c'est qu'elles renferment toujours dans leur constitution intime une certaine proportion de minéraux.

— Même la viande ? » dit Marcelle.

« La viande, comme le pain, contient des éléments salins, mais ces sels, ainsi que l'eau et la graisse, n'entrent que pour une faible part dans sa composition.

» La chair est surtout un ensemble de fibres musculaires, enveloppées de membranes et séparées par de la gelée, c'est-à-dire un composé de substances qui ressemblent toutes, par leurs caractères chimiques, au blanc de l'œuf ou albumine. Ces substances qu'on nomme, pour cette raison, *albumineuses*, ont une importance capitale : car, outre de l'oxygène, de l'hydrogène et du carbone, elles comprennent encore de l'azote, qui sert principalement à réparer les déchets de l'organisme.

— Ces substances comprennent donc quatre éléments ?

— Précisément. Aussi leur donne-t-on le nom de *quaternaires*, ou encore, à cause de la présence de l'azote, le nom de matières *azotées*.

» En somme, comme vous le voyez, la viande se compose : de substances albumineuses, d'eau, de graisse et de sels.

— N'est-ce pas, interrompit M. de Biancourt, la composition même de notre sang ?

— A part, cher ami, quelques légères différences portant sur la nature des sels, la constitution de la viande, ainsi que vous l'avez si justement remarqué, est en effet identique à celle du liquide nourricier. Le sang est de la chair coulante.

DOCTEUR PÉTRUS. 6

» Cette analogie nous explique pourquoi la viande est si facilement assimilée. Lorsque ses éléments ont été presque tous dissous par le travail de la digestion, ils sont pompés à la surface de l'estomac et de l'intestin par les minuscules vaisseaux qui y débouchent. Ils passent de là sans difficulté dans un nouveau milieu, le sang, qui leur est presque semblable. Ils s'identifient avec lui, et c'est avec le sang qu'ils se déposent dans tous nos tissus, contribuant ainsi à leur entretien ou à leur réparation.

— Je m'explique maintenant, dit M. de Biancourt, pourquoi la chair est si nourrissante, et comment les individus qui font des efforts musculaires considérables ont besoin d'une consommation régulière de viande.

» Je me souviens à ce propos d'avoir lu autrefois, sans y prêter grande attention, que l'ouvrier anglais avait une supériorité notable de travail sur l'ouvrier français. Ne serait-ce pas, Pétrus, parce qu'il mange plus de viande?

— Vous ne vous trompez pas, mon ami. Il y a quelques années, une usine de Charenton occupait un certain nombre d'ouvriers anglais et français. Le chef de l'établissement, convaincu que la différence dans la somme de travail produit par les uns et par les autres tenait à la différence d'alimentation, apprit que l'ouvrier anglais consommait en moyenne deux fois plus de viande que l'ouvrier français. Il augmenta la ration de bœuf de ses ouvriers indigènes, et le travail commun fut au bout de peu de temps parfaitement équilibré.

— Les mêmes résultats auraient-ils été obtenus avec une autre viande?

— J'en doute fort; car les viandes ne sont ni

également nutritives, ni également digestives. Il y a des distinctions à faire entre les viandes blanches, noires ou rouges.

» Les *viandes blanches* (veau, agneau, poulet, dinde,

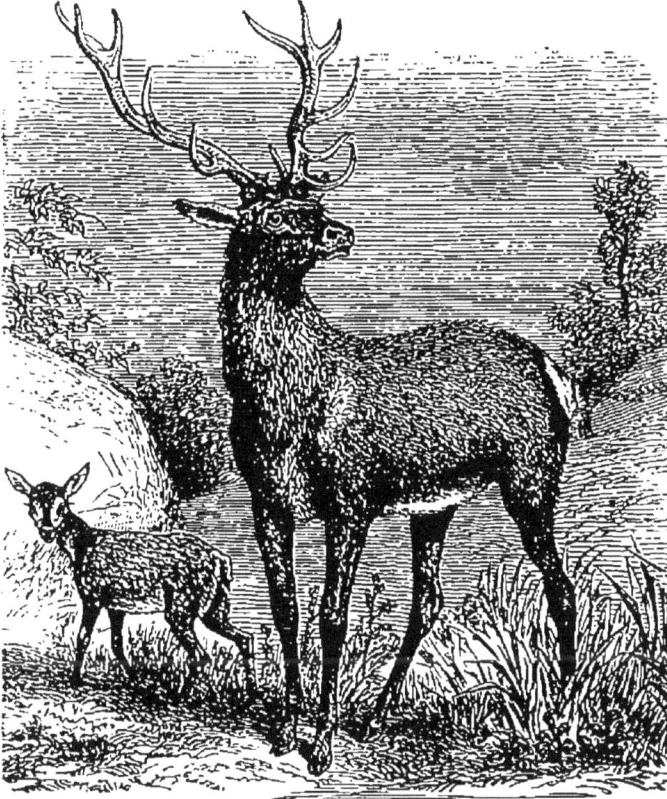

LE CERF.

pigeon) nourrissent peu. En revanche, elles se digèrent facilement et conviennent, par suite, aux malades et aux convalescents.

» Les *viandes noires*, telles que le gibier (lièvre, sanglier, cerf, chevreuil, bécasse), ont un grain serré et foncé. Toutes sont de digestion laborieuse, et présentent l'inconvénient d'être des aliments trop irritants.

— La viande de bœuf ou de mouton est donc la préférable ? » interrogea madame de Biancourt.

« Sans aucun doute. Les *viandes rouges* sont toniques, fortifiantes, faciles à digérer, surtout quand elles proviennent d'animaux dans la force de l'âge.

— Et le bouillon, demanda M. de Biancourt, est-il aussi utile ?... Ma question vous étonne ; mais je doute de l'efficacité du bouillon depuis un article de journal que j'ai lu dernièrement. Il y était démontré, sans contradiction possible, par des expériences de grands chimistes, que le bouillon n'était nullement fortifiant.

— Essayons de nous rendre compte ensemble de sa valeur. Qu'arrive-t-il, quand la ménagère a placé un morceau de bonne viande dans de l'eau froide, et qu'elle le chauffe lentement ?

— Au bout d'un temps plus ou moins long, s'empressa de répondre Marcelle, l'eau se colore, prend du goût. A sa surface, apparaît d'abord de l'écume, puis se montrent les *yeux*.

— Eh bien ! voici ce qui se passe : Tu te rappelles, ma chère enfant, la composition de la viande ; tu sais qu'elle contient beaucoup de substances albumineuses. Grâce à la douceur de la cuisson, ces substances se sont coagulées très lentement, et la plus grande partie d'entre elles a pu s'échapper dans l'eau environnante : l'écume qui s'est produite à la surface du liquide était due au départ de ces matières albuminoïdes.

» En même temps, la plupart des sels contenus dans la viande, un peu de graisse, un peu de sang, ont passé dans l'eau : tous ces éléments ont constitué un composé coloré, savoureux, fortifiant, dont le goût a pu être encore rehaussé par l'addition de sel et de légumes. Quelques graisses seules ne se sont pas dissoutes dans le liquide; elles y sont restées en suspension, formant ce qu'on nomme les *yeux*.

» Le bouillon a donc une certaine valeur nutritive, puisqu'il a pris à la viande une partie de ses matériaux. Les chimistes, à la vérité, nous ont démontré que cette valeur était bien plus faible qu'on ne le croyait autrefois; mais ceux-là mêmes qui refusent au bouillon toute valeur alimentaire ne sont point pour cela d'avis de le proscrire; ils lui reconnaissent une grande qualité, celle de préparer l'estomac à remplir convenablement ses fonctions.

» La viande qui reste après la préparation du bouillon, continua M. Pétrus, est le *bouilli*. On ne peut malheureusement obtenir à la fois un bon bouilli et un bon bouillon, puisque l'un perd ce que l'autre gagne; mais, au moins, les quelques détails dans lesquels je viens d'entrer vous permettront d'obtenir dans d'excellentes conditions l'une ou l'autre de ces préparations culinaires. Désirez-vous un succulent consommé? Chauffez lentement l'eau. Voulez-vous au contraire que la viande conserve son suc, son arome, ses vertus nutritives? Faites-la chauffer vivement, à l'eau bouillante, pour coaguler promptement les matières albuminoïdes, et prévenir leur départ.

— Et si l'on ne mettait pas d'eau du tout? dit Marcelle.

— La viande naturellement gagnerait en qualité: les viandes grillées, rôties ou cuites à la broche sont plus nourrissantes que les autres. Toutefois, à côté de ces avantages, il y a un danger. On a remarqué que les viandes ainsi préparées n'étaient souvent qu'imparfaitement cuites dans leurs parties centrales. Or, dans la viande de bœuf s'insinue fréquemment un parasite, le *ténia* ou ver solitaire. Une température élevée le tue ou le rend inoffensif; mais, si la viande est ingérée crue ou mal cuite, il pénètre dans l'organisme.

— Comment savoir quel degré de coction est suffisant?

— Les savants ont fait sur ce point des expériences concluantes. Toutes les parties de l'aliment doivent être portées au moins à 100° centigrades, pour que nous soyons préservés sûrement du ténia ou de tout autre entozoaire, tel que la trichine qui se rencontre chez le porc. On a constaté de plus, dans le cours de ces recherches, que la coction à l'eau ou à l'étuvée, c'est-à-dire en vases clos sans eau, donnait les plus sérieuses garanties et qu'au contraire le boucanage offrait des dangers.

— Je vous serais bien reconnaissant, dit Raoul, de me donner l'explication de ce mot que j'entends prononcer pour la première fois.

— Volontiers. Le boucanage consiste à faire sécher à la fumée la viande préalablement salée. C'est un procédé de conservation très employé; il se rapproche beaucoup des procédés primitifs de l'Amérique du Sud, où les viandes sont exposées directement aux rayons du soleil pour y être desséchées et privées complètement de leur eau.

— L'eau est donc dangereuse pour la conservation des matières alimentaires?

— Très dangereuse. Toute fermentation putride se produit sous l'influence de trois agents : la chaleur, l'air atmosphérique et l'eau. Tous les procédés de conservation ont pour but de soustraire les matières alimentaires à ces différentes actions.

C'est ainsi que pour les viandes, outre les deux méthodes que j'ai déjà signalées, boucanage et dessiccation, on a proposé l'emploi de l'eau bouillante : La viande plongée un instant dans le liquide en ébullition se recouvre d'une couche d'albumine coagulée imperméable à l'air. L'enrobement à l'aide d'une couche de gélatine est basé sur une donnée identique.

— La salaison repose-t-elle aussi sur le même principe ?

— Pas tout à fait. Le sel, en même temps qu'il absorbe l'eau, a la propriété de s'opposer par lui-même aux fermentations, et de se combiner si intimement avec le tissu musculaire, qu'il en modifie la composition. Aussi la viande salée n'est-elle plus aussi nutritive qu'auparavant; elle est plus lourde, plus difficile à digérer. Trop salée, elle perdrait ses principes essentiels, et serait impropre à la nutrition. On dit même que la saumure (mélange de sel et d'eau qui résulte de la salaison) devient toxique en vieillissant.

» On a encore proposé pour la conservation des viandes l'emploi de substances antiputrides : charbon, acide salicylique, épices, etc., mais tous ces procédés s'effacent devant la conservation par le froid et par le procédé Appert.

» Le froid à zéro empêche le développement des agents de la fermentation. Grâce à lui, les habitants des régions boréales préservent de la corruption les provisions qui doivent les nourrir pendant leurs longs hivers. Dans ces dernières années, on a appliqué en grand ce système de conservation. Le système Tellier, où les matières sont plongées dans une atmosphère froide et sèche obtenue à l'aide d'un appareil réfrigérant, a permis de transporter d'Amérique et d'Australie des viandes arrivées en Europe sans aucune altération. Tout un vaisseau, *le Frigorifique*, a été ré-

cemment frété dans le même but, et les résultats ont
été très satisfaisants.

» Le procédé Appert est aujourd'hui le plus répandu. Il consiste à supprimer l'action de l'air, en
enfermant dans des boîtes de fer-blanc ou dans des
flacons à large goulot les substances alimentaires
qu'on veut conserver. Ces boîtes sont chauffées au

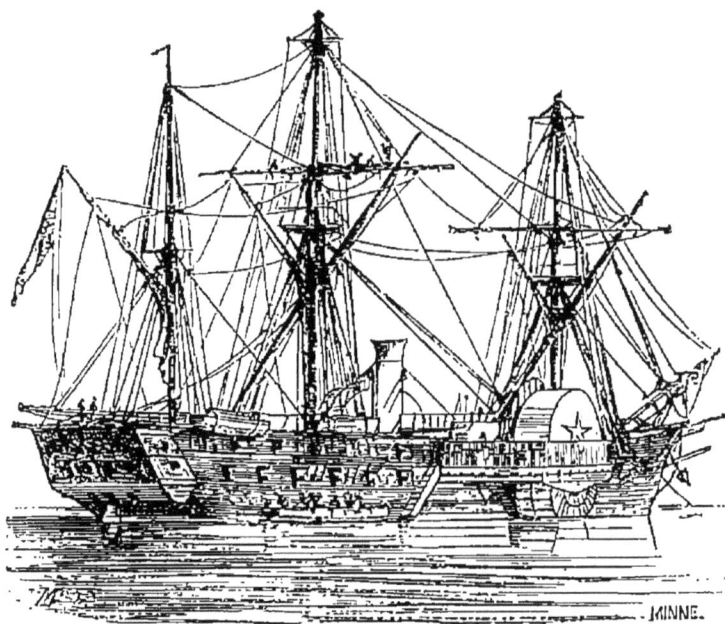

LE FRIGORIFIQUE.

bain-marie, pendant un quart d'heure, à une température de 80° à 100°, puis closes hermétiquement par
des soudures métalliques ou du goudron. Les « con-
serves » de l'armée et des ménages sont préparées,
sinon d'après ce procédé, du moins d'après des procédés analogues. Elles entrent aussi dans l'appro-
visionnement de nos navires. Les capitaines Parry et

Ross ont constaté dans les régions polaires que des viandes ainsi préparées avaient subi, sans aucune fermentation, des séjours de plusieurs années dans la cale de leurs navires.

— Je souhaite, dit M. de Biancourt, que ce procédé se répande de plus en plus. Outre qu'il fournirait aux classes pauvres de la viande de boucherie à bon marché, il aurait peut-être pour résultat de les détourner de l'hippophagie.

— Eh! qu'avez-vous donc à reprocher à la viande de cheval?

— D'être coriace, de goût désagréable, de digestion difficile et, dans la plupart des cas, malsaine.....

— Autant d'erreurs, autant de préjugés, qui me prouvent, cher ami, que vous n'avez jamais goûté de la viande de cheval; sciemment, du moins, ajouta en souriant le docteur.

» La viande de cheval est saine et nutritive. Larrey s'en servit pour alimenter les soldats dans les campagnes du premier Empire, et il en a tracé le plus grand éloge. Au reste, pendant le siège de Paris en 1870-71, l'expérience a été concluante : la population entière fut obligée de se nourrir exclusivement de viande de cheval. Bien heureux encore ceux qui en pouvaient trouver, et n'étaient pas obligés de la remplacer par du rat ou du chien ! — Eh bien ! malgré les mauvaises conditions où se trouvaient les animaux destinés à l'alimentation, aucun accident n'a pu être signalé. La consommation de la viande de cheval, qui a l'avantage de se vendre à très bas prix, doit donc être encouragée.

— Je veux bien vous croire, cher docteur, mais on ne débite pas seulement les vieux chevaux. On sacrifie aussi des chevaux malades; et, avec la viande de cheval, il me semble qu'on doit toujours redouter les maladies contagieuses.

— Je vous répondrai d'abord qu'il est loin d'être démontré que la chair d'animaux malades puisse, après avoir été soumise à une forte cuisson, causer des accidents chez l'homme. Ensuite, dans les grandes villes, des vétérinaires sont chargés aux abattoirs d'examiner toutes les viandes abattues : c'est là une sérieuse garantie pour la santé publique.

» Il est à désirer que ce système d'inspection se généralise, et que messieurs les inspecteurs apportent dans l'accomplissement de leur mission la même sévérité que la loi hébraïque réclame en pareil cas.

— Comment, dit Marcelle, il y avait déjà des vétérinaires chez les Hébreux?

— Il y avait, du moins, et il existe encore aujourd'hui, des hommes diplômés chargés de procéder à l'autopsie des animaux. La plèvre, les poumons, les viscères sont particulièrement examinés, et, au moindre signe de maladie, l'animal est impitoyablement déclaré « treïff », c'est-à-dire impur, impropre à l'alimentation.

—Vous me paraissez, cher docteur, bien chaud partisan des principes de Moïse, reprit M. de Biancourt. Allez-vous aussi l'approuver dans sa prohibition de la viande de porc?

— Sans aucune hésitation, étant donné le climat où vivait ce grand hygiéniste. Dans les pays chauds, la chair de porc, riche en graisse, ne convient nullement aux indigènes, qui ont surtout besoin de végétaux. Elle est fade, lourde, indigeste et pourrait amener certaines maladies qui l'ont fait proscrire de tous les peuples orientaux, sans distinction de culte. Dans les pays tempérés même, a dit un illustre médecin, la chair du cochon de lait est visqueuse et lourde ; celle du cochon, à l'état frais, réclame des assaisonnements et ne convient, fût-ce aux gens de travail et de peine, qu'en petite quantité ; salée ou fumée, elle n'en est que plus difficile à digérer.

— Il faut donc renoncer au porc !

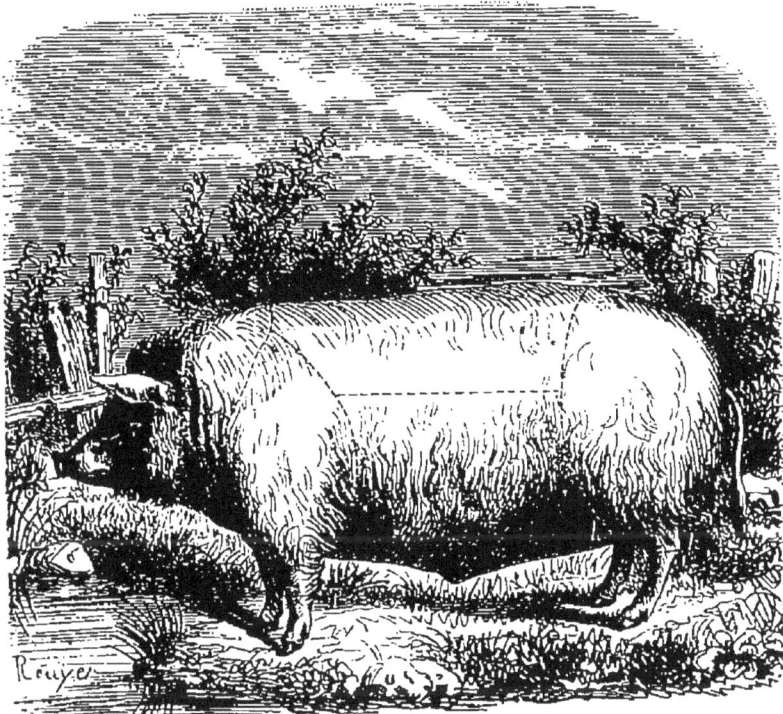

LE PORC.

— Telle n'est pas ma pensée. Tout en signalant les inconvénients que me paraît avoir, pour la digestion, la chair du cochon, je suis loin de nier sa valeur nutritive. Elle sera toujours dans nos pays une des plus précieuses, des plus utiles ressources de l'alimentation publique, à cette double condition : que le public n'en use que modérément et qu'il la sou-

mette à une cuisson prolongée. Ce que j'ai voulu
simplement vous faire remarquer, c'est qu'il serait
erroné de croire à une suppléance parfaite de la
viande de bœuf par celle de porc.

— A quoi tiennent donc ces différences dans la
valeur relative des viandes? La composition n'est-
elle pas la même pour toutes?

—Leurs éléments sont les mêmes, mais la proportion
de ces éléments varie; de là, des différences dans la
valeur nutritive comme dans la digestibilité. Le poisson, par exemple, n'est si digestif que parce que sa
chair contient une notable proportion d'eau, ce qui
la rend légère et propre aux convalescents.

» Les poissons à chair blanche, la truite, le merlan,
la sole, etc., sont surtout de digestion facile. Les poissons à chair rouge ou colorée, le saumon, le brochet,
le sont un peu moins; par contre, ils sont plus nourrissants.

» Quoi qu'il en soit, de quelque espèce qu'on fasse
usage, il est essentiel de manger le poisson très frais :
sa chair s'altère très vite et peut déterminer des accidents.

» Il est facile de parer à ce danger. Avec les huîtres
et les moules, le péril est plus grand, car le manque
de fraîcheur n'est pas ici la seule cause de nocuité.
Ces mollusques même frais peuvent déterminer des
phénomènes d'intoxication dont la cause est encore
peu connue. Heureusement, les troubles digestifs et
nerveux qu'ils amènent cèdent en général assez facilement à l'ingestion d'une forte dose d'un vin alc-
coolique, de café, d'eau vinaigrée et à l'élimination
du poison.

— Pour ma part, je ne crois pas, dit M. de Biancourt, que j'aurai jamais à prendre ces précautions :

je n'ai jamais beaucoup goûté mollusques et crustacés, et je céderais toutes les huîtres de la création pour une bonne aile de volaille.

— Je vous approuve, dit le docteur. Il faut être très sobre des oiseaux à chair noire, comme les cailles,

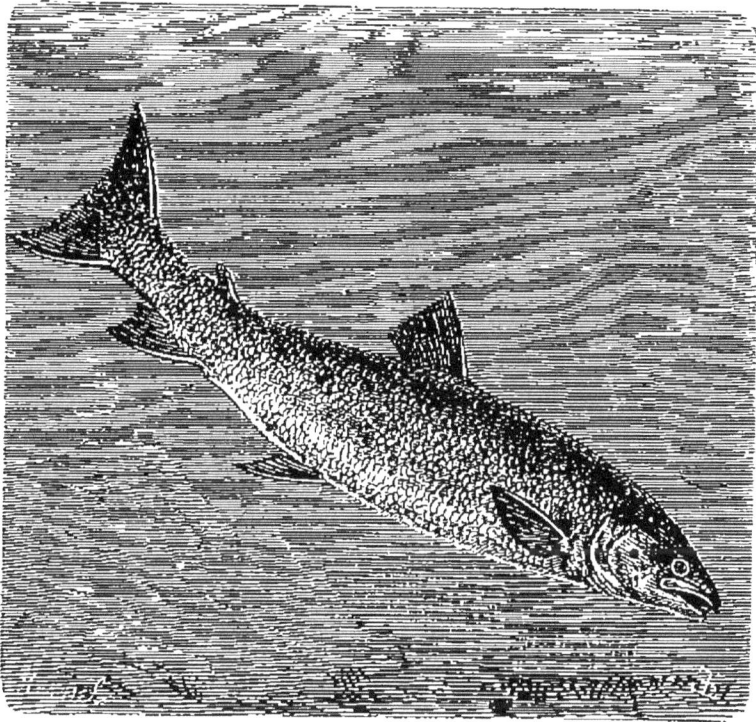

LE SAUMON.

ou des oiseaux à chair rouge, comme les perdrix, qui sont de digestion assez laborieuse; mais la chair des oiseaux à chair blanche (poule, pigeon, oie, canard) est tendre, savoureuse et très digestive.

» Au reste, ces qualités fussent-elles remplacées par des défauts, j'hésiterais à jeter la moindre défaveur sur la gent volatile, car c'est à elle que nous devons le précieux aliment qu'on nomme l'œuf. Nous reparlerons de cet utile produit, qui tient une place considérable dans l'alimentation des villes et des campagnes. »

CHAPITRE II

« Un *œuf* d'oiseau, dit M. Pétrus, se compose de trois parties : la coquille, qu'on n'emploie pas, puis le blanc et le jaune. Le blanc est formé d'albumine et d'eau ; le jaune, de vitelline, matière azotée comparable à l'albumine, d'eau encore, et enfin de matière grasse phosphorée, de fer, de soufre et de sels. L'œuf est donc un aliment complet.

» L'eau entre pour plus de moitié dans sa composition. Sur 60 grammes, poids moyen d'un œuf de poule, il y a près de 32 grammes d'eau. Si l'œuf n'est pas frais, l'eau s'échappe par évaporation à travers la coquille ; aussi, à mesure que l'œuf vieillit, est-il plus opaque et plus léger. Les ménagères qui, avant d'acheter des œufs, les soupèsent et les examinent par transparence à la lumière d'une bougie, n'ignorent pas ce fait.

» L'évaporation de l'eau n'est pas le seul phénomène qui se produit quand un œuf n'est pas frais : l'air s'introduit par les pores de la coquille et donne, avec le soufre du jaune, naissance à un produit d'odeur fétide : l'hydrogène sulfuré.

» Ces deux principales causes d'altération des œufs étant connues, il devient facile d'appliquer le remède et de retarder leur putréfaction. Dans tous les procédés de conservation, on a pour but d'empêcher l'évaporation de l'eau et l'introduction de l'air, soit en déposant les œufs dans un mélange de sel et de son, dans du seigle, de la sciure de bois; soit en les plongeant dans de l'eau saturée de chaux; soit en vernissant les coquilles au moyen d'enduits imperméables.

— Permettez-moi une question, fit Marcelle. Com-

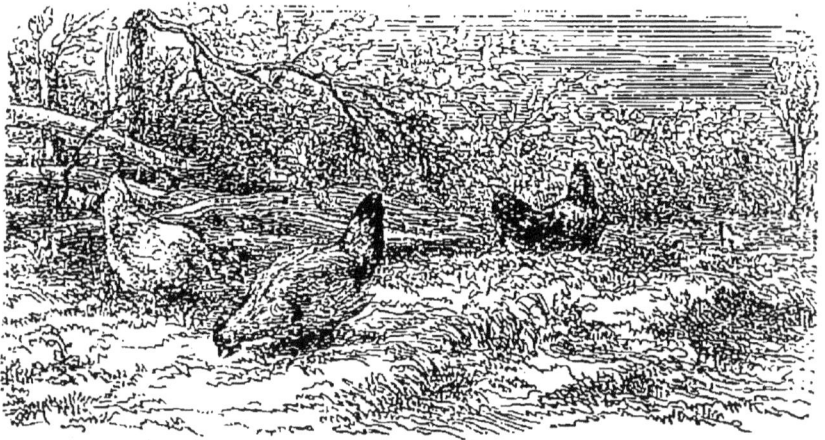

LES POULES.

ment se fait-il qu'en chauffant des œufs plus ou moins, on les obtienne durs ou liquides?

— Le blanc, repartit le docteur, est de l'albumine. Si on chauffe l'œuf à 75 degrés centigrades, cette albumine se coagule et on a l'œuf dur. Si on chauffe peu, qu'on retire l'œuf au bout de quelques secondes, l'albumine n'a pas le temps de se coaguler : on a l'œuf à la coque. La différence de préparation amène des différences de digestibilité. L'œuf durci, pour se dissoudre dans l'estomac, a besoin d'acide. Si la sécrétion stomacale est peu abondante, la digestion de l'œuf durci est lente et difficile. L'œuf à la coque, au contraire, circule dans tout le tube digestif, d'une manière pour ainsi dire passive. Il est facilement assimilé ; il est nourrissant, digestible. Il convient à tous, même aux estomacs délicats ou fatigués, comme ceux des malades et des convalescents. Toutes ces qualités nous expliquent l'énorme consommation d'œufs qui se fait dans notre pays. Chaque matin arrivent aux halles centrales, de la Normandie, de la Picardie, de la Bretagne, des tonnes d'œufs pour la consommation de ce Gargantua qu'on nomme Paris. En 1857, la consommation s'y est élevée à 158 300 000.

— L'œuf est-il, dit M. de Biancourt, supérieur au lait ?

— Il me serait difficile de me prononcer. L'un et l'autre sont d'excellents aliments. Tous deux renferment les éléments qui entrent dans la constitution de nos tissus, et la composition du lait n'est pas moins bien favorable à la nutrition que celle de l'œuf dont je viens de vous parler.

» Le *lait* renferme avec de l'eau une matière grasse en suspension, qui, en se coagulant, donne le beurre ; une matière sucrée : le sucre de lait, et une substance azotée complexe, la caséine, qui, par la coagulation, donne le fromage (en latin *caseum*). Il contient, en outre, quelques éléments salins. Matières azotées et non azotées se trouvent donc représentées dans sa composition.

» Le lait est différent suivant les diverses espèces animales. Le lait de brebis, par exemple, contient une très forte proportion de beurre. Dans l'Aveyron, on fabrique, avec ce lait caillé, aromatisé par du fenouil ou de l'anis, et abandonné à la fermentation dans des caves, le fameux fromage de Roquefort. Le lait de jument ou d'ânesse se distingue par sa richesse en sucre. Les Tartares ont su tirer parti de cette particularité ; ils laissent fermenter le lait de leurs juments, et préparent avec ce lait fermenté leur boisson de prédilection, le koumys.

» Le lait, abandonné à lui-même, s'aigrit ; il devient acide, il tourne, comme on dit. Ce phénomène est le résultat de la fermentation d'un de ses éléments, la lactose ou sucre de lait. Cette substance, appelée aussi lactine, se transforme en acide lactique.

» L'acide lactique, une fois produit, fait coaguler la matière azotée, la caséine. Le lait d'abord aigri devient épais : il se forme du lait caillé qu'on utilise souvent comme aliment.

» Si l'on enlève d'un lait ainsi transformé la partie caillée (caséine qui entraîne du beurre avec soi), il reste de l'eau, mêlée d'acide lactique, de sels, de sucre et d'un peu de beurre : ce mélange est le petit-lait.

» Dans toute transformation du lait, le phénomène initial est la formation de l'acide. On peut combattre son développement par la cuisson : c'est pourquoi les ménagères soigneuses font bouillir, la veille, le lait qu'on leur apporte pour le lendemain. On peut aussi retarder la coagulation en neutralisant l'acide qui se forme : ainsi une petite quantité de bicarbonate de soude ou de potasse peut empêcher l'acidification. Enfin, d'après M. A. Donné, le froid ou la glace peuvent aussi arrêter la fermentation, et permettre de conserver le lait jusqu'à vingt jours.

» Le lait est, malheureusement, l'objet des falsifications les plus fréquentes. J'aime à penser qu'on ne le fabrique plus de toutes pièces comme autrefois en délayant de la cervelle de cheval ou de la terre de Meudon dans de l'eau sucrée. Mais d'autres sophistications ne menacent pas moins chaque jour le consommateur. Les laitières sont souvent peu scrupuleuses : elles baptisent le lait, ou bien enlèvent, avant de le livrer à la consommation, une ou plusieurs couches de crème, ce qui augmente les profits ; mais, en ajoutant de l'eau et en prélevant de la crème, la laitière enlève en même temps au lait de son opacité, de sa densité, de son goût sucré. Que faire, pour lui restituer ses propriétés? Ajouter du jaune d'œuf, de l'amidon, de la farine, de la gélatine, un peu de cassonade et de sucre ! c'est ce qui se fait dans les grandes villes, sur une vaste échelle.

» Il est assez difficile, quand on n'est pas tant soit peu chimiste, de reconnaître ces sophistications. Aussi désirerions-nous voir établir dans toutes les villes de France le système qui fonctionne depuis peu à Paris avec tant de succès. Un laboratoire municipal d'analyses, où chacun pût faire analyser ses denrées, rendrait aux populations, surtout dans les grands centres industriels, d'indéniables services.

» Le lait est un aliment précieux pour l'alimentation populaire, non seulement par lui-même, mais par les produits qu'il sert à former : la crème, le beurre, le fromage.

» Si vous examinez une goutte de lait au microscope, vous voyez une quantité énorme de petits globules arrondis : ce sont des globules de graisse suspendus dans le liquide. Ces globules, si vous abandonnez le lait, s'accumulent d'eux-mêmes à la surface. Ils forment ainsi une couche onctueuse, nutritive, adoucissante, mi-solide, qu'on appelle la *crème.*

» Battez cette crème ; vous la débarrassez du liquide qu'elle contient, vous provoquez une agglomération plus adhésive des globules graisseux : vous avez le *beurre*. Malgré toutes les précautions, le beurre contient toujours un peu de caséine, qui agit comme ferment, et peut en déterminer l'altération ou le rancissement. Pour retarder ces altérations, on doit conserver le beurre dans un lieu très frais, le placer dans de l'eau fraîche renouvelée fréquemment, ou le

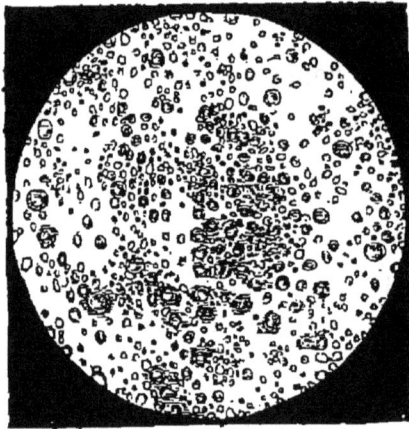

GOUTTE DE LAIT, VUE AU MICROSCOPE.

recouvrir d'un linge mouillé. Pour le conserver longtemps, il convient de le saler avec du sel bien des séché.

» La crème et le beurre sont des matières grasses. Elles sont nutritives ; mais le fromage, à ce point de vue, leur est bien supérieur : outre les matières grasses qu'il contient, lui aussi, il est essentiellement constitué par une matière azotée, la caséine, qui s'est coagulée. Nous avons vu que la fermentation spontanée, suite de l'acétification, provoque cette coagulation ; il est possible aussi de la déterminer artificiellement au moyen de présure.

» On peut diviser les fromages en quatre catégories : 1° fromages frais et non salés (Neufchâtel, fromages blancs et à la crème) ; 2° fromages salés et fermentés (Brie, Neufchâtel, Livarot, Marolles, Pont-l'Évêque); 3° fromages secs et durs (Gruyère, Hollande); 4° fromages friables, obtenus par fermentation acide (Roquefort). Les variétés tiennent au mode de fabrication, et à la nature des acides qui ont pris naissance pendant ou après la préparation.

» Je ne tiens pas, quoi qu'on en ait dit, le fromage pris à la fin des repas pour très digestif : les corps gras qu'il contient, les produits de décomposition qui se forment, ne doivent pas contribuer beaucoup à la digestion. Mais j'estime le fromage un aliment précieux en raison de sa caséine. Il est excessivement nutritif. Si, comme le veut Boussingault, « le pouvoir nutritif des aliments est proportionnel à la quantité de principes azotés qu'ils contiennent, » le fromage a droit à une place d'honneur. Les paysans de la France mangent peu de viande, mais en revanche absorbent beaucoup de fromage. Nul doute que nos soldats auraient également profit à ce que le fromage fît de temps en temps partie de leur *ordinaire.* »

CHAPITRE III

Vous avez vu de quelle immense utilité les animaux sont pour l'alimentation de l'homme. J'espère vous démontrer que les végétaux ne lui rendent pas moins de services.

Les principaux aliments d'origine végétale sont : les céréales, les légumes et les fruits. Nous commencerons par les céréales, qui jouent un rôle capital dans l'alimentation, puisque ce sont elles qui nous donnent le froment, le seigle, l'orge, l'avoine, le maïs, le riz, le sarrasin.

Toutes les céréales renferment, outre de l'eau et des sels, deux substances principales : une matière azotée, c'est-à-dire substantielle, le gluten, et de la fécule ou de l'amidon. Malaxez de la farine sous un filet d'eau, il vous reste dans les mains une matière grisâtre, visqueuse, élastique : c'est le gluten ; l'eau qui a filtré à travers cette masse contient de l'amidon en dissolution. En raison de leur identité de composition, toutes les céréales sans exception peuvent servir à fabriquer du pain. Dans les Indes et dans la Chine, cet aliment de première nécessité est confectionné avec du riz ; en Bretagne, avec du sarrasin ; dans le Tyrol et dans les Pyrénées, avec du maïs ; en Angleterre et en Écosse, avec de l'avoine.

Dans nos pays, on se sert surtout de seigle et de froment. Ce dernier choix est justifié au point de vue de la nutrition ; car le froment, qui contient 11 p. 100 de gluten, et le seigle, qui en renferme 8 p. 100, sont, de toutes les céréales, les plus riches en matière azotée et fournissent la meilleure farine.

Pour faire le pain, on additionne d'abord la farine d'environ 50 p. 100 d'eau, et par le pétrissage on répartit cette eau d'une manière égale dans toutes les parties de la pâte. Si l'on s'en tenait à ces opérations préliminaires, on aurait un pain compact, dur, difficilement digestible. Pour lui donner une consistance légère, on ajoute du levain, pâte préparée de la veille et qu'on a laissée s'aigrir la nuit et le jour, ou bien un peu de levure de bière. On pétrit de nouveau, on ajoute du sel, et l'on façonne la pâte en pâtons, soit à la main, soit à l'aide de pétrins mécaniques.

Grâce au levain, la fermentation se développe dans la pâte : c'est-à-dire que l'amidon se transforme en sucre, et que ce sucre se transforme à son tour en alcool, qui se volatilise, et en acide carbonique, qui est retenu dans les mailles du gluten. C'est la présence de ce gaz qui fait « lever » le pain, et y détermine les boursouflures et les trous de la mie. Il ne reste plus qu'à mettre les pâtons dans un four chauffé à 250° au moins, pour avoir le pain ordinaire.

Le pain de froment bien fait, bien cuit, a une croûte ferme, croquant sous la dent, d'un jaune doré ou brunâtre, constituant le tiers du pain entier. La mie est blanche, élastique, criblée de trous, d'odeur et de saveur agréables. Faut-il le manger frais ? Je dois avouer que le pain frais est loin d'avoir tous les inconvénients qu'on lui a reprochés. Quand il est bien mastiqué, et qu'il n'est pas mangé chaud, il est aussi digestif que le pain rassis. Il n'y a du reste, malgré les différences d'aspect, que très peu de différences de constitution entre les deux espèces de pain; la quantité d'eau est dans l'une et dans l'autre à peu près la même; chacun sait qu'on peut à volonté transformer du pain rassis en pain frais, en le remettant simplement au four.

Les parties périphériques de la graine des céréales contiennent plus de gluten que les parties centrales. Aussi le pain brut, le *pain bis*, est-il plus nourrissant que celui dont la farine a été *blutée*, c'est-à-dire débarrassée au tamis, du son et des enveloppes de la graine. Par contre, le pain bis est plus difficilement digestible.

Dans les villes, le froment est presque exclusivement usité; il est préféré au pain de seigle moins levé, moins facilement assimilable, et de

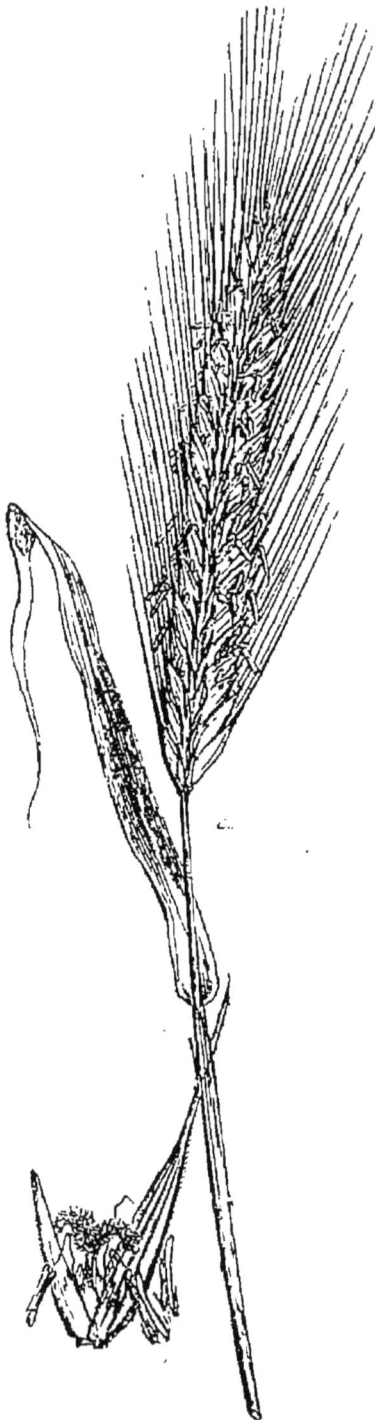

LE SEIGLE.

couleur plus foncée. Il n'y a pas lieu de trop regretter cette déconsidération du seigle; car cette céréale est parfois altérée par un grain noir poudreux, allongé, qui s'attache à la glume de l'épi, et qui n'est autre qu'un champignon particulier. Le grain qu'on nomme *ergot de seigle*, mélangé à la farine, produit parfois, dans les années pluvieuses, des phénomènes de gangrène aux extrémités des membres, précédés ordinairement de spasmes et de douleurs atroces. Certaines épidémies du moyen âge, le mal des Ardents, le feu de Saint-Antoine, ont eu très vraisemblablement pour causes ces altérations du seigle. Il ne faut pas croire cependant qu'avec le pain de froment on soit à l'abri de tout danger. A défaut de l'ergot, il y a à redouter les adultérations industrielles; c'est ainsi que les boulangers ajoutent souvent au pain de l'alun pour le rendre plus blanc, ou du sulfate de cuivre pour économiser la levure. Ce sont des additions coupables, car l'alun et le sulfate de cuivre peuvent, sous un très petit volume, amener des accidents très graves, quelquefois mortels.

Le pain, poursuivit M. Pétrus, est un aliment peu azoté, relativement à la viande. Il contient environ moitié moins de substances albumineuses; en revanche, il renferme une plus forte proportion de principes non azotés.

« A quoi bon, dit Raoul, ces principes non azotés? Ne nous avez-vous pas dit à propos de la viande que l'azote était seul utile pour l'entretien de la vie et la réparation des pertes? »

Les aliments non azotés, tels que la graisse, le beurre, le sucre, le miel, l'amidon, la gomme, l'huile, ont leur destination particulière qui s'explique par leur constitution. Ils diffèrent des principes azotés en ce qu'ils ne contiennent pas d'azote et se composent seulement de trois substances : oxygène, hydrogène et carbone, d'où leur nom de « ternaires », ou encore d'hydrocarbonés. Dans les aliments azotés, albumineux ou quaternaires, l'azote domine ; dans les non azotés ou hydrocarbonés ou ternaires, c'est le carbone. Or, dans l'organisme, ce carbone se transforme, à l'aide de l'oxygène introduit par la respiration, en acide carbonique et en eau. Ces phénomènes de combustion entretiennent la chaleur animale, qui trouve ainsi ses matériaux spécialement dans les aliments hydrocarbonés.

Cette distinction en principes azotés et non azotés est bien plus importante que celle de substances animales ou végétales. La réunion de ces principes est indispensable à la constitution de l'aliment proprement dit, quelle qu'en soit la provenance. Je me contenterai de vous rappeler que la chair renferme, à côté de la fibrine et de l'albumine, de la graisse et des sels. Dans l'œuf, le blanc est de l'albumine, mais le jaune renferme de la matière grasse. Le lait contient de la caséine, mais il renferme aussi du sucre et du beurre. De même dans le règne végétal, les graines renferment, outre de l'amidon, du sucre, de la gomme et du mucilage, une substance azotée qui porte, suivant les espèces végétales, le nom ou de gluten, ou d'albumine ou de caséine végétale.

— On pourrait donc vivre uniquement soit avec du pain, soit avec de la viande ?

— Ce régime est rigoureusement possible, mais vous allez comprendre tout de suite quels avantages nous offre l'association de ces deux aliments. Les savants ont calculé les quantités d'azote et de carbone nécessaires dans les aliments à l'homme bien portant, pendant 24 heures, en se basant sur les pertes éprouvées dans le même temps par la respiration, la sudation, les évacuations. Ici, comme dans le commerce, les recettes doivent balancer les dépenses; c'est une question de *doit* et *avoir*. Il va de soi qu'on n'a pu établir que des moyennes générales; mais on est cependant arrivé à dire que la ration alimentaire moyenne, la ration d'entretien, doit contenir au minimum 20 grammes d'azote et 300 grammes de carbone. Or, d'après M. Payen, d'une part, 100 grammes de pain renferment en chiffres ronds 30 grammes de carbone et 1 gramme d'azote. Comme nous avons besoin de 20 grammes d'azote, il nous faudrait consommer, si nous vivions uniquement de pain, 20 fois 100 grammes ou 2 kilogrammes de pain. D'autre part, 100 grammes de viande désossée contiennent 10 grammes de carbone et 3 grammes d'azote. Puisque nous avons besoin de 300 grammes de carbone, avec le régime exclusif de la viande, nous serions forcés d'absorber 30 fois 100 grammes ou 3 kilogrammes de viande.

Au contraire, avec une ration mixte, pain et viande unis dans des proportions convenables, nous trouvons sous un volume beaucoup plus restreint la quantité d'azote et de carbone nécessaires.

1000 gr. de pain représentent 300 gr. de carbone et 10 gr. d'azote.
300 gr. de viande   —   30 gr. de carbone et 10 gr. d'azote.
            Total.......... 330 gr. de carbone et 20 gr. d'azote.

Un kilogramme de pain et 300 grammes de viande constituent donc une ration journalière d'entretien suffisante pour un adulte de nos climats, de stature moyenne, sain, et travaillant modérément; ajoutez à cela un peu plus de 1 kilogramme de boisson environ, et vous aurez un total de $2^{kg},500$ à 3 kilogrammes de nourriture solide et liquide ; autrement dit, la $1/20^e$ à la $1/25^e$ partie du poids du corps. C'est d'après ces données scientifiques qu'a été fixée la ration du soldat français. Le fantassin reçoit, en effet, 1 kilogramme de pain par jour et 300 grammes de viande.

Je viens de vous démontrer, chiffres en mains, en prenant pour exemples le pain et la viande, que l'usage exclusif d'aliments riches en azote ou non azotés nécessiterait un excès de nourriture sans profit pour l'économie et fatiguerait les forces digestives. J'aurais pu, au lieu des céréales, prendre comme exemples d'autres végétaux, tels que les légumes, et mes conclusions eussent été les mêmes. A défaut de démonstrations mathématiques, l'expérience eût d'ailleurs suffi pour nous prouver la nécessité de l'association des aliments azotés et des hydrocarbonés ou, pour généraliser, des aliments animaux et végétaux.

Une nourriture exclusive, outre qu'elle entraîne vite la satiété, a des inconvénients pour la santé. Un régime animal absolu prédispose aux dyspepsies, à la goutte, à la gravelle, etc. Un régime végétal unique amène des troubles d'estomac, de l'anémie, des hydropisies, de l'obésité, le diabète, et conduit à l'affaiblissement physique comme à l'apathie morale. L'Indou qui se nourrit absolument de riz, le Napolitain dont l'alimentation ne consiste guère qu'en macaroni, sont faibles, débiles, sans énergie, sans vigueur. Le célèbre chimiste Moleschott n'hésite même pas à attribuer à l'alimentation végétale l'infériorité de l'Irlande envers sa puissante dominatrice. « Malheureuse Irlande, s'écrie-t-il, malheureuse Irlande dont la misère engendre la misère, tu ne saurais triompher dans ta lutte avec ta fière voisine, car d'innombrables troupeaux entretiennent la force de ses soldats. Ta nourriture peut éveiller sans doute le désespoir impuissant, mais non l'enthousiasme et l'effort soutenu, et l'enthousiasme seul pourrait repousser le géant qui sent circuler dans ses veines un sang riche

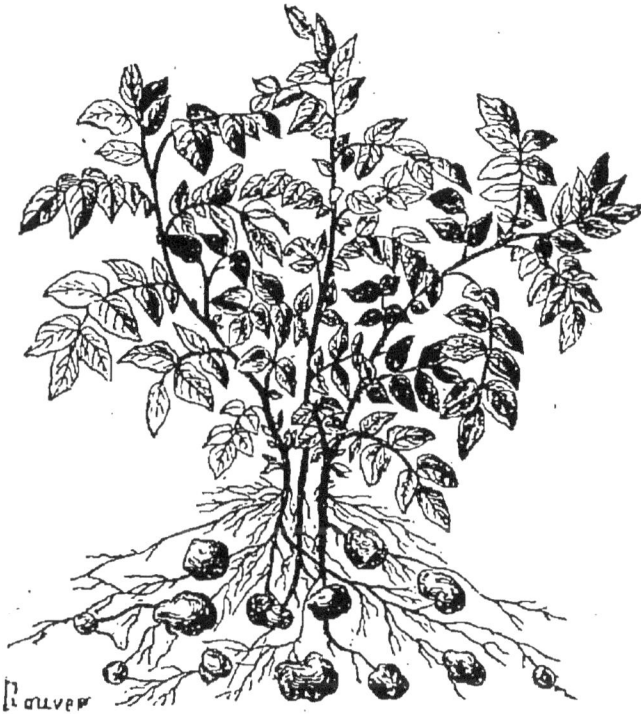

TUBERCULES DE POMME DE TERRE.

et de la force. Ah ! ne remercie pas le Nouveau Monde du don fatal qui éternise ton infortune. Et s'il est vrai que Hawkins t'a apporté la pomme de terre, nous pouvons apprécier la générosité de ses vues, mais pour toi, il n'en est pas résulté un bienfait. »

Moleschott se trompe peut-être sur les causes réelles de la suprématie de l'Angleterre sur l'Irlande ; mais nous devons reconnaître avec lui que la pomme de terre, quoique contenant un peu d'albumine soluble, est peu nourrissante et incapable à elle seule d'entretenir l'organisme.

Toutefois, — nous l'avons déjà dit, — un régime bien compris ne renferme pas seulement de l'azote. C'est à ce titre que la pomme de terre, type des féculents, aliment savoureux, à la portée des bourses les plus modestes, constitue un aliment d'une utilité incontestable et que Parmentier, qui l'a importée en France, doit être considéré comme un des bienfaiteurs de l'humanité.

La pomme de terre est de tous les aliments féculents le plus employé. Après elle viennent les pois, les fèves, les lentilles, les haricots, ordinairement classés sous une même rubrique : *légumineuses*. Si l'on juge de la valeur des aliments par leur puissance pratiquement nutritive, nous devons une place d'honneur à ces végétaux. Ils contiennent en effet non seulement de l'amidon, du sucre et la plupart des sels du sang, mais encore une grande quantité de substance albumineuse analogue au gluten des céréales. Cette matière azotée, très nourrissante, est désignée par les chimistes sous le nom de légumine ou caséine végétale. A ce point de vue, le croirait-on, les légumineuses l'emportent même sur la viande. En 1870, chaque Allemand avait dans son sac un saucisson de pois (*Erbswurst*); il possédait ainsi une conserve très nutritive qu'il faisait dissoudre dans de l'eau chaude, pour confectionner une soupe réconfortante.

On ne saurait trop conseiller aux classes pauvres l'emploi des légumineuses. La soupe est la forme sous laquelle il convient de préférence de les utiliser : car, employées sous forme de légumes, leur enveloppe ligneuse est ingérée et les estomacs solides peuvent seuls les supporter. Pour avoir une bonne soupe aux

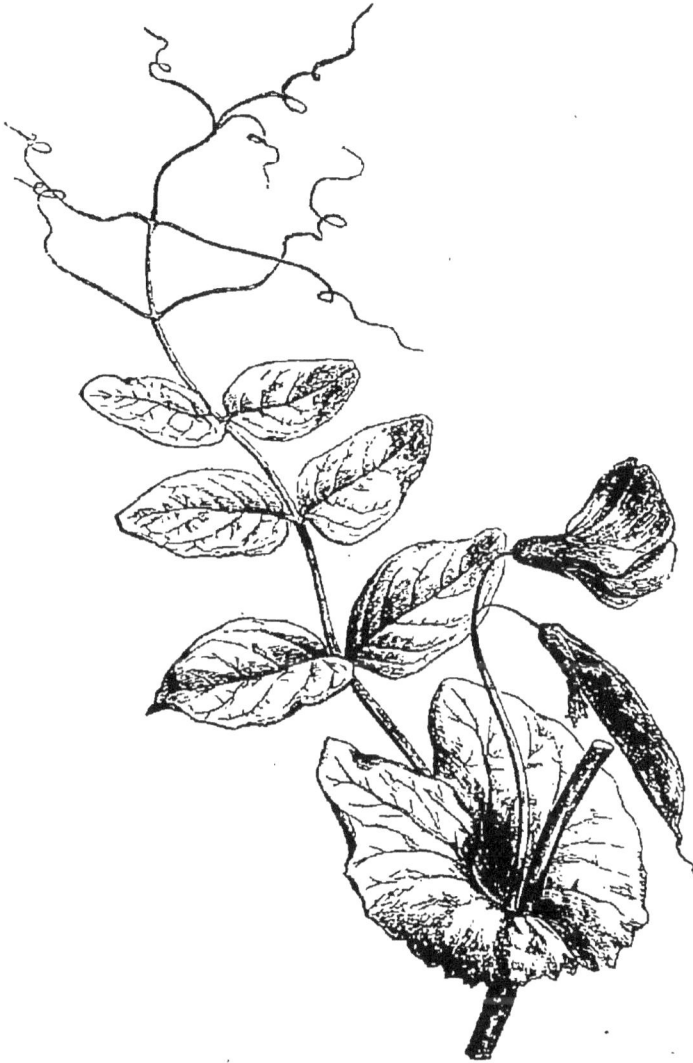

POIS.

pois, il faut les faire cuire dans de l'eau de pluie ou de citerne froide. Pourquoi cette particularité? C'est que l'eau dont on se sert habituellement dans les ménages contient toujours un peu de chaux ; ce sel, en s'unissant à la légumine, la convertit en un corps dur, inassimilable, flatueux, indigeste. Une bonne eau n'aurait pas ces inconvénients.

Les *légumes verts*, oseille, épinards, salade, asperge, viennent bien après les féculents pour la puissance nutritive. Ils fournissent très peu au sang. Ce qui les caractérise surtout, c'est leur richesse en sels et acides organiques. Ces deux éléments aident à la dissolution des matières albumineuses contenues, soit dans les aliments, soit dans le liquide sanguin. On dit donc avec raison dans le vulgaire qu'ils sont rafraîchissants. Ils sont utiles pour varier l'alimentation et prévenir les effets échauffants d'un régime animal exclusif.

Cette remarque peut s'appliquer aux *fruits*. Ils ne sont nuisibles que si on en fait une consommation abusive, ou si on les mange avant leur maturité, ce qui occasionne des troubles digestifs. Les fruits cuits et les gelées sont plus digestibles que les fruits crus ; cela tient à ce qu'ils sont préparés avec du sucre, qui en tempère l'acidité. Il faut manger avec prudence des fruits huileux : amandes, noix, noisettes, olives, car ils sont, comme tous les aliments gras, d'une digestion difficile.

Il ne nous est pas permis de quitter cette revue des aliments, déjà si écourtée, sans dire un mot des substances qui, tout en n'étant pas des aliments dans le sens propre du mot, jouent cependant un grand rôle dans la digestibilité. Ces substances appelées *condiments* sont ou animales (comme la graisse), ou végétales (comme le sucre, l'huile, le poivre) ou minérales (comme le sel). Nous nous arrêterons un instant aux trois principales : le sel, le vinaigre, le sucre.

Le *sel* ou chlorure de sodium s'extrait de la mer et des mines de sel gemme. Il est d'un usage universel.

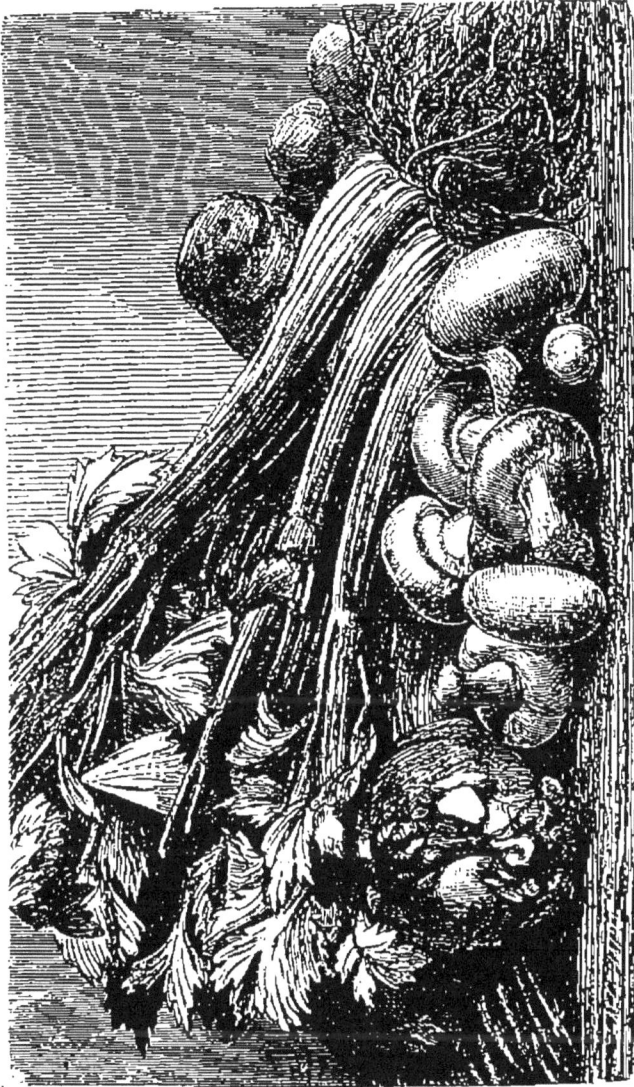

LES LÉGUMES.

Tout aliment paraît fade sans sel, et son absence constitue pour des habitants assiégés l'une des privations les plus pénibles. Dans l'Afrique centrale, son importance est tellement appréciée, qu'il compte parmi les présents les plus précieux.

Le sel est-il simplement un assaisonnement, ou est-il un agent réparateur de première nécessité? On ne sait; il est sans doute l'un et l'autre. Ce qu'il y a de certain, c'est que le sel, introduit dans l'estomac, développe le sentiment de la soif, et favorise le travail nutritif. Sa suppression dans l'alimentation est promptement suivie d'une altération grave de la santé, tandis que son emploi modéré dans la ration alimentaire accélère les phénomènes de la nutrition. Les cultivateurs connaissent ces propriétés du sel : quand un de leurs animaux a perdu l'appétit, souvent ils mêlent du sel à sa ration ordinaire, pour réveiller en lui la sensation de la faim. Dans beaucoup de pays même, les éleveurs ajoutent chaque jour du sel au fourrage de leurs bestiaux, et augmentent ainsi le poids et la qualité de leur chair.

Le *vinaigre* est fabriqué avec du vin devenu momentanément ou rendu artificiellement aigre et acide. Il facilite également la digestion; mais, comme tous les condiments, il doit être pris à doses modérées, et mélangé aux aliments. Sinon, il finit par altérer les fonctions digestives, par amener des gastralgies rebelles, suivies d'amaigrissement et d'étiolement. J'ai connu une jeune fille qui buvait journellement du vinaigre pour s'amaigrir. L'imprudente enfant faillit payer de la vie sa coquetterie, et conserve encore maintenant des troubles d'estomac.

Le *sucre* est un excellent condiment. Celui dont on fait journellement usage se retire de la betterave ou de la canne à sucre. Il se digère aisément quand il est pris modérément. Mais l'abus ne serait pas sans danger : on voit souvent des troubles

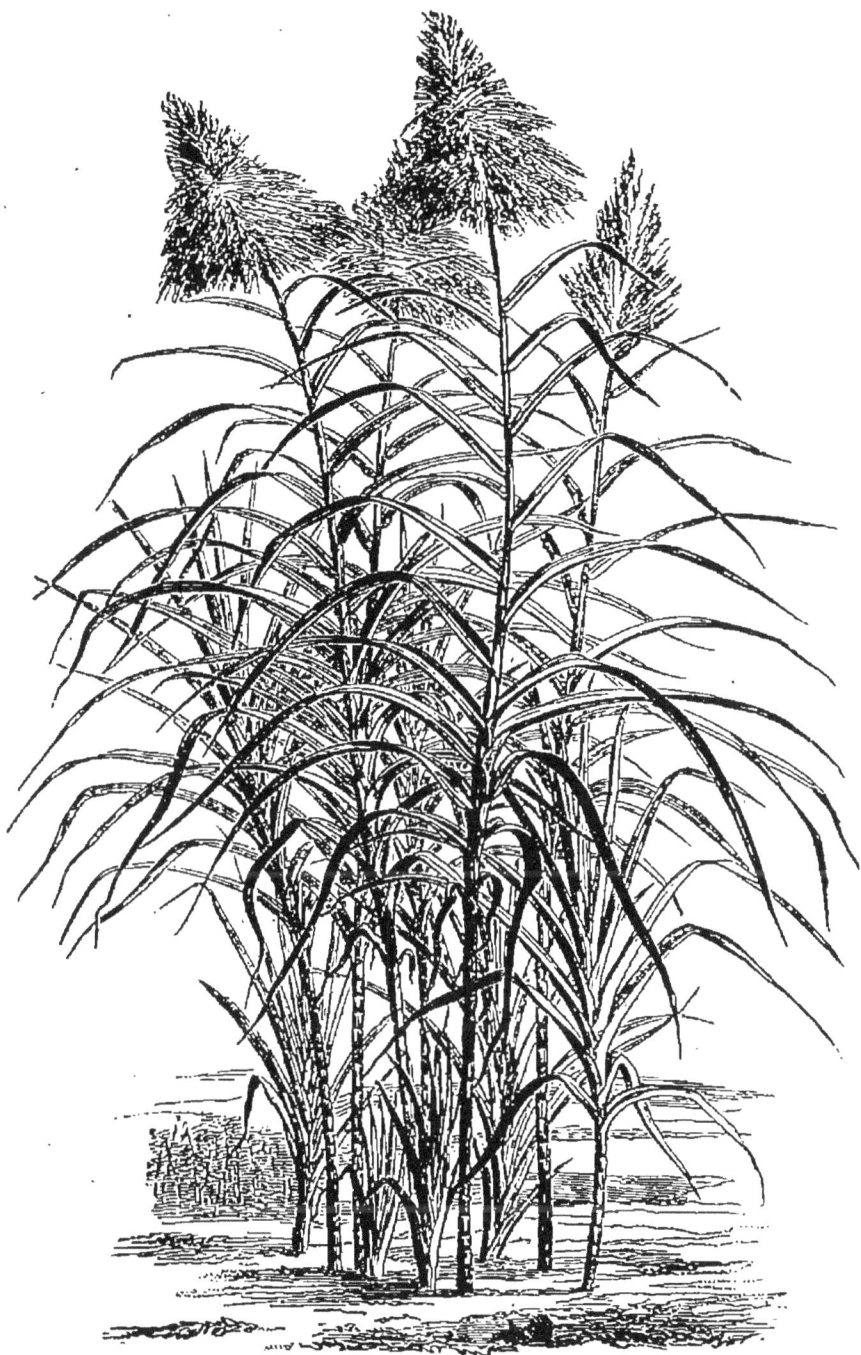

LA CANNE A SUCRE.

digestifs et même de véritables inflammations d'intestins survenir chez les enfants qui abusent des sucreries.

Sans doute, lorsque de tels faits se produisent, l'abus de la substance sucrée doit être mise en ligne de compte, mais il y a peut-être un second facteur qui s'ajoute à cette cause déjà si importante : les sucreries, bonbons, pastilles, gâteaux, liqueurs, confitures, sont souvent colorés avec des substances plus ou moins toxiques. C'est ainsi que certains confiseurs colorent en vert avec l'arséniate de cuivre ou vert de Schweinfurth, en blanc avec la céruse, en rouge avec le vermillon ou le minium, en jaune avec la gomme-gutte ou le chromate de plomb ; ou bien emploient des couleurs dérivées de la houille, fuchsine, aniline, etc., qui renferment de l'arsenic. Les ordonnances de police ont fixé les seules substances permises pour la coloration des sucreries et des liqueurs.

Ce sont pour le bleu : l'indigo, le bleu de Prusse, l'outremer pur.

Pour le rouge : la cochenille, le carmin, la laque carminée, la laque du Brésil, l'orseille.

Pour le jaune : le safran, les graines d'Avignon et de Perse, le quercitron, le pastel, le curcuma et les laques alumineuses de ces substances.

Les couleurs composées : vert, violet, pensée, sont obtenues par le mélange des teintes précédentes.

Outre les altérations naturelles ou industrielles, les aliments peuvent encore être dénaturés ou devenir dangereux pour la santé par le fait de certaines circonstances extérieures. Il n'est que trop fréquent de constater des empoisonnements dus à l'emploi d'ustensiles de cuisine métalliques. Les vases en plomb doivent être absolument laissés de côté. Quant aux

ustensiles de cuivre, il faut veiller avec grand soin à
ce qu'ils soient bien étamés : la couche d'étain qui
en revêt l'intérieur doit être intacte, les aliments ne
doivent pas s'y refroidir, ni y séjourner. Il est plus
prudent de se servir de vases de tôle ou de fer-blanc.

CHAPITRE IV

LE RÉGIME ALIMENTAIRE

Pour obtenir de l'alimentation tout le profit désirable au point de vue de la santé, il ne suffit pas de prendre quotidiennement les rations d'azote et de carbone nécessaires. Il faut encore savoir faire des aliments un usage raisonné et méthodique, adopter, comme on dit, un bon régime alimentaire. Consulté sur les conditions que devait réunir un tel régime, M. Pétrus s'exprima ainsi : N'attendez pas de moi, chers amis, de règles générales, absolues, pour ce qui concerne la question du régime alimentaire. L'âge et le tempérament des individus, le pays où ils vivent, leur position sociale, leur état de santé ou de maladie, font nécessairement varier l'alimentation. Ma tâche se bornera à vous indiquer les modalités que réclament ces différentes situations.

Pour l'enfant du premier âge, il n'est pas de meilleure nourriture que le lait maternel : c'est l'alimentation la mieux appropriée à ses besoins et à ses organes. La mère qui, pour des considérations futiles, renonce au devoir de l'allaitement, compromet l'existence de l'être auquel elle a donné le jour, et est indigne de porter son doux nom. Si la mortalité des enfants nouveau-nés est si effrayante en France, c'est que trop souvent ils sont confiés à des mains térangères.

L'allaitement direct par des animaux (vache, chèvre, jument ou ânesse) est inférieur à l'allaitement par la mère ou par une nourrice, mais il n'est pas mauvais en soi.

Assez répandu en Suisse, en Allemagne, ce mode d'alimentation n'existe guère en France. Dans notre pays, le lait d'animal est ordinairement administré au jeune enfant au moyen de la cuillère et du petit pot; ces procédés doivent être proscrits. Il importe de savoir que l'enfant doit teter et non boire.

Il lui faut, à défaut du sein, un biberon où la simple succion amène le lait par aspiration jusqu'à ses lèvres, sans afflux constant et immodéré de liquide, sans besoin non plus d'aspirations trop énergiques.

On ne saurait être trop sévère sur la qualité du lait. Ce lait doit être bien pur, nouvellement trait, non bouilli, tiédi seulement au bain-marie, légèrement additionné de sucre, coupé d'eau dans la proportion de moitié dans les premiers temps qui suivent la naissance, puis du tiers pendant les deux ou trois premières semaines, enfin du quart après plusieurs mois.

Alors même que toutes ces conditions de contenant et de contenu seraient remplies, — et elles le sont bien rarement! — l'allaitement artificiel ne peut être mis en parallèle avec l'allaitement naturel. Il est « désastreux dans les hospices consacrés aux nouveau-nés, funeste dans les grandes villes; proscrit par la plupart des médecins et condamné par les résultats de la statistique ». Néanmoins, s'il est dirigé avec une sollicitude de tous les instants et le concours de bonnes conditions hygiéniques, il peut réussir dans l'intérieur des familles et particulièrement à la campagne. « Son succès est plus assuré s'il succède à un allaitement naturel de quelques semaines; mieux vaut aussi le faire alterner avec un allaitement même précaire (allaitement mixte) que de l'employer d'une manière exclusive. »

Où la prohibition doit être absolue, où les dangers sont immenses et trop ignorés, où la vitalité de l'enfant est en péril, c'est quand la mère ignore que le lait doit être, jusqu'au moins six mois, l'unique aliment de l'enfant. On entend souvent dans le public, et surtout dans les classes ouvrières, des mères de bonne foi dire d'un air satisfait: « Que nous sommes heureux avec notre bébé! Il mange de tout, soupe, viande, légumes, tout lui plaît. » Pauvres mères! pauvres enfants! Examinez les jambes de ces petits prodiges : elles sont minces, sans résistance; sous peu, elles s'incurveront en même temps que les articulations deviendront noueuses. La poitrine se bombera en avant, le ventre se ballonnera. Peu à peu se produiront des lésions du côté des os, et l'enfant, depuis longtemps déjà triste, apathique, pris de diarrhée, de sueurs profuses, ressemblant à « un petit vieillard à la peau ridée et fanée », finira par s'étioler, victime du rachitisme.

Qu'on ne dise pas que l'alimentation n'est pour rien dans ce triste tableau! Voici des faits: Al. Donné a pris des chiens de même portée et de même force; il a nourri les uns avec du lait, les autres avec du bouillon; chez les premiers, le développement a été extraordinairement plus hâtif. J. Guérin, de l'Académie de médecine, opérant également sur des chiens nouveau-nés, les a rendus rachitiques en les nourrissant de viande.

La conclusion naturelle de ces expériences, c'est que le lait est essentiellement la nourriture de l'enfance et qu'il doit être son alimentation exclusive. Il lui convient jusqu'au moment du sevrage, qui se fera, suivant la force de l'enfant, environ entre douze et quinze mois. A partir de six ou huit mois, on peut déjà sans inconvénient se départir un peu de la sévérité que nous conseillons jusqu'à cet âge à l'égard du régime : dès cette époque commencez à associer au lait maternel du lait d'animal, des bouillies de riz, de fécules, d'arrow-root, etc. Après le sevrage, on donnera une alimentation plus substantielle dont la base consistera en lait, pain, œufs ; ce n'est que vers la deuxième année qu'on donnera de la viande.

Chez les enfants même arrivés à la seconde enfance, il faut s'abstenir de café, de liqueurs, d'alcool ; si l'on donne du vin, il devra toujours être coupé de beaucoup d'eau. L'enfance réclame une nourriture douce, non irritante, facilement digestible. Pour réaliser cette dernière condition, les repas doivent être peu copieux et souvent répétés.

Les vieillards sont, au point de vue de l'hygiène, très comparables aux jeunes enfants ; les prescriptions de tempérance, de sobriété, leur sont également applicables. S'abstenir des plaisirs de la table est une règle que plus que personne le vieillard ne doit pas enfreindre. Il prendra son principal repas au milieu du jour ; celui du soir sera avancé et très frugal. Il se trouvera bien de s'abtsenir d'aliments farineux, acides, salés, gras, lourds, d'alcools et de liqueurs ; ses fonctions digestives languissantes, sa mastication imparfaite, se prêteraient mal à de tels abus, et compromettraient son bien-être. Une alimentation trop riche pourrait entraîner des congestions. Des viandes légères et tendres, du pain bien cuit, des panades, des végétaux nourrissants, et dans l'extrême vieillesse : des repas fortifiants, légers, et plus nombreux, telle est l'alimentation qui convient à la fin de la vie.

En principe, l'adulte peut manger de tout. Il doit avoir essayé successivement chacun des aliments, et n'en récuser aucun avant d'en avoir goûté. Les parents qui font des « petits plats » à leurs enfants leur rendent un bien mauvais service. Il y a tout avantage à s'habituer aux différents aliments, et à ne pas avoir de préférences pour tel ou tel genre de préparation culinaire.

Je dois reconnaître (sans pouvoir expliquer cette particularité) que certains estomacs ont une répulsion invincible pour quelques matières nutritives, le fromage par exemple. Ce sont là des exceptions qui n'infirment pas la règle, et l'on peut dire qu'un adulte, dans nos régions tempérées, bien constitué, robuste, bien portant, peut et doit manger de tous les aliments, avec cette réserve toutefois qu'il n'en use jamais que modérément.

La sobriété est la garantie de la santé. Les Lucullus et les Apicius n'ont jamais fourni une longue carrière. Un repas, pour être salutaire, doit être précédé de la sensation de l'appétit et suivi d'un léger sentiment de faim. Il faut se pénétrer de ce précepte : « qu'on doit manger pour vivre et non vivre pour manger. » Une alimentation exclusive ou raffinée a de multiples inconvénients. Elle trouble le bon fonctionnement de l'appareil digestif, irrite et dilate l'estomac, blase le goût, crée une redoutable prédisposition à l'obésité, à la goutte, à la gravelle, ces tristes satellites des excès de table, et diminue l'énergie musculaire, comme l'activité intellectuelle.

Mais, allez-vous me dire, où commence l'excès de nourriture ? Permettez-moi de vous répondre par cette citation d'Hippocrate : « Il faut se faire une mesure ; mais cette mesure, vous ne la trouverez ni dans un poids, ni dans un nombre où vous puissiez rapporter et vérifier vos appréciations. Elle réside uniquement dans la sensation du corps. » A la vérité on peut en principe, je vous l'ai déjà dit, déterminer rationnellement la quantité d'aliments qui est strictement suffisante ; mais, en fait, cette détermination est des plus inconstantes, soumise comme elle l'est, à des fluctuations multiples. La ration du soldat comme celle de l'artisan, par exemple, ne peuvent être la même selon qu'ils sont exposés à des fatigues modérées ou à un travail excessif. De même l'alimentation du travailleur manuel ne saurait être celle de l'homme de cabinet. Au premier, il faut une alimentation abondante, riche en fécule, en azote; au second, une nourriture légère et délicate.

Les aliments doivent être répartis en plusieurs repas; un seul aurait l'inconvénient de fatiguer outre mesure le tube digestif. Le principal repas doit être le deuxième déjeuner, ce qu'on appelle en province le dîner; la digestion a plus de temps pour s'effectuer, et s'opère mieux dans le jour que le soir et pendant le sommeil. Il est sage de mettre entre le repas du soir et le coucher deux heures au moins d'intervalle.

Becquerel conseille de disposer les repas comme il suit : une demi-heure ou une heure après le réveil, léger repas, vers 7 ou 8 heures du matin (bouillon, soupe, chocolat, lait, café au lait); vers 10 ou 11 heures, après un exercice convenable, premier repas sérieux ou déjeuner; vers 5 heures du soir, deuxième repas ou dîner. Quand on est obligé d'attendre jusqu'à 6 ou 7 heures, faire dans l'intervalle une

légère collation. Le dîner aura lieu 3 ou 4 heures
avant le coucher, de manière que la digestion ait le
temps de se faire.

La régularité des repas est une excellente condition de santé. Il faut manger lentement, bien mastiquer, boire assez souvent pendant le repas, s'abstenir des discussions et des lectures qui troublent
la digestion. Variez l'alimentation pour éviter l'ac-
coutumance et la satiété. Usez d'une alimentation
rationnelle, c'est-à-dire fondée sur l'association d'a-
liments végétaux et animaux. Gardez-vous des liqueurs fortes et des mets trop nombreux; soyez très
réservés sur le chapitre des pâtisseries et des confitures, ordinairement indigestes. Prenez l'air après le
repas par une marche modérée d'une heure environ;
veillez à la régularité journalière de l'élimination
des produits que vous avez ingérés. A ces différentes
conditions, vous pourrez sans danger user indiffé-
remment de presque tous les aliments.

Il est cependant certains tempéraments qui reti-
rent de grands avantages à préférer tel ou tel régime
particulier. Les sujets sanguins, par exemple, ont
besoin d'un régime sobre et frugal. Chez eux, le
sang est trop riche, comme on dit vulgairement;
aussi leur faut-il une alimentation plutôt végétale
qu'animale, des viandes blanches, des herbes pota-
gères, des fruits. Qu'ils se gardent de tout ce qui
peut accélérer leur circulation, qu'ils n'usent que
très mesurément des assaisonnements âcres ou aromatiques, des stimulants, du café, et évitent avec
soin les liqueurs alcooliques.

Les lymphatiques ont besoin d'une hygiène alimentaire toute différente. Chez eux, les parties du corps,
qui devraient être largement irriguées par les vais-

seaux sanguins, sont décolorées. Ordinairement la taille est sans proportion dans les formes ; la tête est grosse ; les mains sont volumineuses, les cheveux rouges ou blonds, la peau et la face d'un blanc blafard, les chairs molles et froides, les lèvres peu colorées, les glandes du cou et de l'aîne très marquées. Le lymphatique, souvent gras, a peu de force musculaire, peu de résistance vitale. Il a besoin d'une alimentation tonique, savoureuse, réparatrice : de viandes rôties ou grillées, de vin généreux, de stimulants. Les viandes blanches, les farineux non fermentés, les substances grasses, ne lui conviennent pas.

Les nerveux doivent éviter tout ce qui peut exciter la susceptibilité de leur appareil digestif. Pas d'aliments grossiers, pas de haricots, pas de choux, peu de pommes de terre, pas de forts assaisonnements ni de liqueurs alcooliques ; il y a tout avantage pour eux, à user d'une alimentation fortifiante presque succulente, de bonnes viandes, de gibier frais, de pain bien cuit, de lait, de végétaux amers, etc... Mais à quoi reconnaître un nerveux ? A certains caractères physiques et moraux qui manquent rarement. Le nerveux est ordinairement de taille médiocre, maigre, sec, à visage pâle ou jaune, mobile et expressif ; ses mouvements sont brusques, saccadés, malgré le peu de développement du système circulatoire ; la peau est sèche, l'appétit capricieux, les organes digestifs alternativement paresseux ou trop actifs. Le caractère est excessivement impressionnable : « Tout est souffrance ou plaisir. » Malgré son état de faiblesse apparente, le nerveux résiste mieux que tout autre aux fatigues et aux privations.

Il est une classe de nerveux chez qui les fonctions biliaires prédominent. Les bilieux, pour les appeler

par leur nom, répondent au signalement suivant :
« Teinte foncée et même un peu jaunâtre de la peau,
cheveux noirs, raides; yeux foncés ou noirs, système
pileux abondant, physionomie prononcée annonçant
la fermeté et l'intelligence, muscles vigoureux;
formes rudes, sans embonpoint, charpente osseuse
forte, viscères principaux développés et remplissant
énergiquement leurs fonctions, foie volumineux,
digestion facile, intelligence et capacité; passions
intenses et durables, caractère ferme, décidé, per-
sévérant, ambition et opiniâtreté. « A ceux-là convient un régime plutôt végétal et peu stimulant.
Qu'ils soient très sobres des assaisonnements, des
graisses, des viandes noires, ainsi que des aliments
doux, mielleux, ou sucrés. C'est ainsi qu'ils se pré-
serveront des affections bilieuses auxquelles leur
constitution les prédestine.

L'homme qui habite les climats chauds est, lui
aussi, prédisposé aux maladies du foie et des organes
biliaires. Comme le bilieux, il doit donc adopter une
alimentation surtout végétale et peu copieuse. Le
riz, le sucre, forment la base rationnelle de l'alimentation aux Indes. Au contraire, l'habitant des pays
froids, obligé pour résister aux intempéries de son
climat de produire de lui-même une grande quantité
de chaleur, a besoin de carbone, d'une alimentation
abondante, stimulante, riche non seulement en matières azotées, mais encore en graisse et en matériaux hydrocarbonés. Les Esquimaux absorbent jusqu'à 6, 8, 10 kilog. de viande de poisson par jour.
Les peuples du Nord font un usage journalier de
graisse de phoque et d'huile de baleine.

Il est du reste une règle de conduite facile à suivre
pour l'homme né dans les pays tempérés et trans-

planté dans un climat excessif : c'est de se rapprocher par le régime, aussi bien que par l'habitation, par le vêtement, par les soins du corps, des pratiques de l'indigène. Il est établi que certains climats exotiques ne sont si meurtriers pour les Européens que parce que ceux-ci ont persisté à vivre à l'européenne, et n'ont pas voulu s'astreindre à un genre de vie nouveau.

Il est enfin dans la vie des situations où l'alimentation a une importance immense, quoique souvent incomprise ou négligée : c'est l'état de maladie ou de convalescence. Hippocrate n'hésitait pas à dire que « le médecin le plus habile est celui qui guérit par le régime ». Tantôt la diète vient juguler ou diminuer une fièvre intense ; tantôt une alimentation spéciale vient arrêter des troubles digestifs persistants ; tantôt encore elle prépare un organisme débilité, par des acheminements sagement progressifs, au retour vers le régime commun. Il y a donc pour le malade un intérêt réel à suivre scrupuleusement, à la lettre, les recommandations de son médecin en matière de régime alimentaire. Les parents ou les amis entraînés par une sollicitude mal entendue, les malades ou les convalescents égarés par le sentiment d'une faim trompeuse, contrecarrent souvent les prescriptions du praticien. Je les supplie de n'en rien faire. Des rechutes, la mort même, sont trop souvent le triste effet de ces infractions.

LES VÊTEMENTS

Raoul fut un jour bien surpris : par un beau soleil d'été, il aperçut un cheik arabe, se promenant gravement sur la plage, drapé dans un ample burnous blanc. Ce qui étonnait si étrangement notre jeune ami, ce n'était ni le teint bronzé, ni la fière démarche de l'Oriental : c'était son manteau de laine. Comment le cheik pouvait-il supporter, par 28 degrés au-dessus de 0°, un vêtement aussi lourd et aussi chaud? Comment n'avait-il pas l'idée de le remplacer par un vêtement d'été souple, mince, léger? Raoul ne put garder pour lui ses réflexions; le soir même, il s'en ouvrit à son ami Pétrus.

A sa grande stupéfaction, le docteur lui répondit :

« L'habillement de ton Africain est parfaitement conçu. Son vêtement, par ses propriétés physiques, par sa texture, par sa couleur, par sa forme, convient sous tous les rapports à un habitant des pays chauds. Avec quelques modifications de détail, il pourrait être un vêtement universel, applicable sous toutes les latitudes et dans toutes les saisons.

En effet, continua M. Pétrus, les *matières animales* qui servent à la confection de nos vêtements et dont la principale est la laine, offrent de multiples avantages. L'un, c'est de s'imprégner difficilement de l'humidité de l'air, d'être peu *hygrométriques* (pour employer le terme scientifique), de

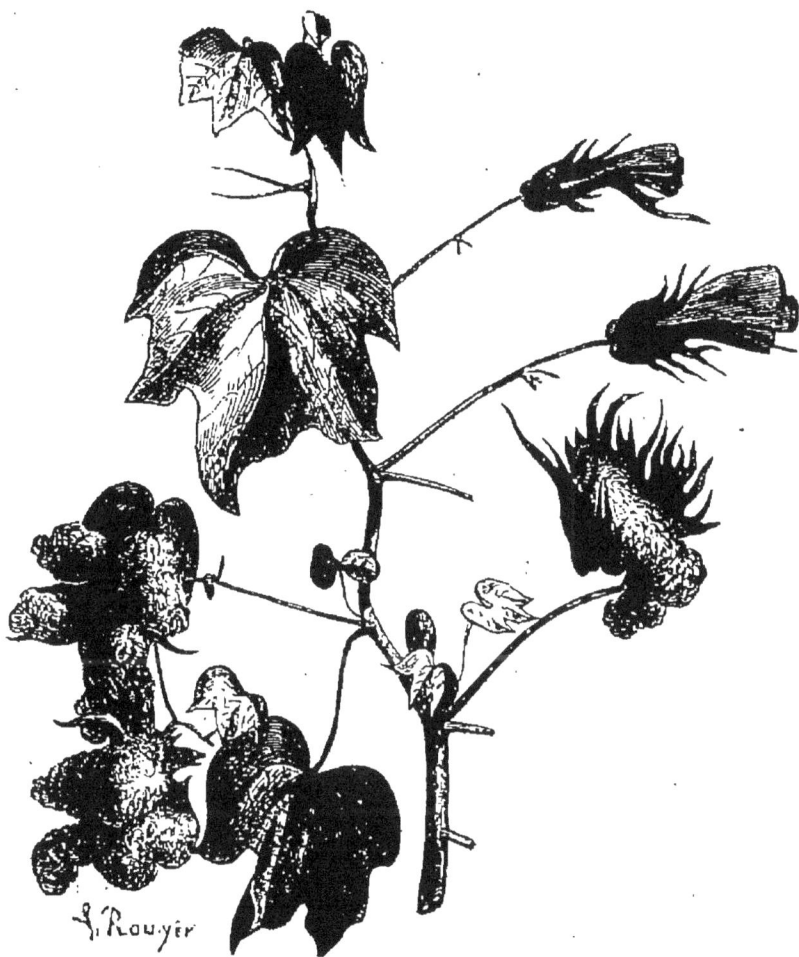

COTONNIER.

protéger par suite avec efficacité le corps contre les changements brusques de température. Elles sont, à ce point de vue, bien supérieures aux matières végétales, lin, chanvre, coton, qui absorbent facilement l'humidité.

DOCTEUR PÉTRUS.   9

Les substances animales ont un autre avantage, plus important encore que le précédent : elles sont des corps *faibles ou mauvais conducteurs* de la chaleur. Cette dernière expression mérite deux mots d'explication.

Un corps qui conduit bien le calorique est celui qui se laisse traverser facilement par la chaleur. Une tige métallique dont un bout serait chauffé jusqu'au rouge ne pourrait être saisie impunément : les métaux sont dits *bons conducteurs*. Au contraire, il est possible de tenir entre les doigts, sans se brûler, une allumette dont une extrémité est enflammée : le bois est dit *mauvais conducteur*.

Que la chaleur vienne du dedans ou du dehors, une enveloppe mauvaise conductrice se laissera pénétrer difficilement par le calorique. Elle empêchera à la fois l'évaporation de la chaleur intérieure et l'absorption de la chaleur extérieure. Les vêtements remplissent précisément ce rôle d'écrans. Or de toutes les enveloppes vestimentaires, celles qui sont fabriquées avec les matériaux d'origine animale s'opposent le mieux, d'une part, à la déperdition de la chaleur du corps ; de l'autre, à son échauffement par les rayons solaires. Elles ont ainsi le privilège de préserver avantageusement, suivant les circonstances, et du froid et du chaud. La réalité démontre l'exactitude de ce fait singulier, et au premier abord presque paradoxal : sous leur ciel brûlant, le Corse, l'Espagnol, le Mexicain, l'Arabe, s'enveloppent dans un manteau de laine, comme le font les habitants des pays les plus déshérités du soleil.

Toutefois, un vêtement qui aurait une *trop minime* conductibilité pour la chaleur ne serait pas sans quelque inconvénient. Je prendrai comme exemple les peaux de bêtes. Ces substances animales ont, à la vérité, la propriété précieuse de conserver presque intacte la chaleur du corps ; elles rendent à ce titre des services inappréciables dans les régions septentrionales. Que deviendraient les Norvégiens, les Russes, les Sibériens, les Lapons, sans leurs fourrures et leurs pelleteries ? — Mais ces matières à pouvoir conducteur si faible, empêchent par cela même l'évaporation de la transpiration cutanée. Aussi ne conviennent-elles que dans les froids intenses, tandis que la laine, qui conduit le calorique un peu mieux qu'elles, est d'un usage pratique, été comme hiver. Ces considérations ont fait adopter dans toutes les armées d'Europe la capote de laine comme vêtement ordinaire du soldat.

Les propriétés physiques d'un tissu ne doivent pas seules entrer en ligne de compte dans l'appréciation de sa valeur vestimentaire. Sa *texture* a aussi de l'importance. Plus une étoffe retient d'air dans ses mailles, plus elle est chaude : car l'air est un des plus mauvais conducteurs de la chaleur que nous connaissions dans la nature. Sur ce fait repose l'emploi de la ouate, pour doubler les vêtements. Cette particularité nous explique encore pourquoi ce ne sont pas les tissus très épais, à trame étroitement serrée, qui sont les plus chauds, mais les tissus lâches, à mailles espacées, tels que les tricots de laine.

Une dernière condition influe sur la valeur d'un vêtement : c'est sa *coloration*. Toutes choses égales d'ailleurs, des thermomètres revêtus de tissus de couleurs différentes ne marquent pas le même chiffre au bout d'un même temps d'exposition. Les expériences des physiciens prouvent que la couleur blan-

che retient le mieux la chaleur du corps, et protège
également le mieux contre la température du dehors.
La nature nous fournit des exemples de ce phénomène. Ainsi, dans les pays du Nord, on voit les re-
nards, les lièvres changer de couleur à l'approche
de l'hiver, et se recouvrir d'un blanc pelage. La terre
elle-même n'est préservée des fortes gelées que par
l'écran blanc que lui forme la neige. D'un autre côté,
nous voyons les indigènes des pays intertropicaux
adopter également le blanc pour résister à la température extérieure. Nous aussi, dès qu'arrive l'été,
nous revêtons des vêtements à teintes claires.

Par un revirement que je ne m'explique guère,
sitôt que le temps se refroidit, nous nous empres-
sons de porter des vêtements sombres. Nous ne per-
drions cependant rien à conserver, même en hiver,
les teintes plus gaies et plus vives de nos vêtements
de printemps.

Starck a fait une ingénieuse remarque : il est une
classe de gens qui, à l'en croire, feraient bien d'a-
dopter en tout temps un costume moins foncé que
celui qu'ils portent : c'est celle des médecins. Le
solennel costume noir, qui, pour les disciples d'Es-
culape, a remplacé la simarre et le bonnet carré,
est, paraît-il, dangereux pour le praticien, et pour
celui qu'il soigne. La couleur des vêtements n'est
pas indifférente au point de vue de l'absorption des
odeurs et des miasmes. Le blanc absorbe peu ; le
jaune, puis le vert, puis le rouge, puis le bleu, absorbent davantage ; de toutes les couleurs, le noir
absorbe le plus.

Dans les pays chauds, le vêtement a besoin d'être
ample, large, afin de laisser les mouvements libres,
de faciliter le renouvellement de l'air, et se pro-

duire ainsi à la surface du corps une salutaire ventilation. Dans les pays froids ou tempérés, le vêtement doit être plus serré, afin de maintenir la chaleur animale, et de soustraire l'individu aux variations de la température extérieure.

· Il y a ici un écueil à éviter. L'habillement ne doit pas être trop ajusté; s'il gêne en quoi que ce soit la circulation, il est défectueux. Dans la disposition du vêtement actuel, ce principe n'est pas toujours respecté; la tête, le cou, la poitrine, les membres inférieurs, sont plus ou moins comprimés.

Ainsi, regardez à Dieppe même, continua M. Pétrus, les coiffures dont on affuble les petites filles. Dès le plus jeune âge, pour les préparer à supporter l'échafaudage des bonnets montants dont elles seront plus tard si fières, on entoure leurs têtes d'un bandeau, qui, du sommet du front, passe au-dessus des oreilles, et se rend au-dessus de l'occiput. Il en résulte une déformation du crâne que Foville a retrouvée chez un grand nombre d'idiots, d'épileptiques et d'aliénés. Évitons avec soin d'étreindre la tête, surtout chez l'enfant. N'imitons pas les Caraïbes, qui, par une fausse idée d'esthétique, modifient méthodiquement la tête de leurs nouveau-nés.

Les mères pèchent quelquefois par un autre défaut; elles accumulent sur la tête de leurs enfants béguins, bonnets, calottes, pour les préserver du froid: excès de zèle qui peut congestionner le cerveau, ou exciter outre mesure la sécrétion du cuir chevelu! « La coiffure du nouveau-né, dit Michel Lévy, doit être un bonnet de toile, recouvert d'un autre de mousseline, et que l'on s'abstiendra de fixer par un cordon en mentonnière dont les mouvements de l'enfant peuvent faire un agent de compression très dangereux.

Dès le second mois, dans l'air chaud des appartements en hiver et à l'air libre durant l'été, on le laissera tête découverte. Plus tard, sa chevelure, qu'on doit respecter, lui servira d'abri. »

Le port d'une coiffure n'est au reste qu'une coutume relativement moderne. Les Grecs, les Romains, les Gaulois, ne se couvraient la tête qu'en voyage, en guerre, ou en état de maladie ; le chapeau n'a été introduit en France que sous Charles VIII. Les chroniques du temps nous en ont conservé la description : il était en castor, pointu, doublé de velours incarnat, et muni au sommet d'une houppe de fils d'or.

Puisque l'habitude de se couvrir la tête est entrée dans nos mœurs, adoptons du moins des coiffures souples, légères, poreuses, permettant l'aération du cuir chevelu. En Orient, les femmes entourent leur tête d'un simple voile, et, nulle part, la chevelure n'est plus belle, ni plus opulente. Les coiffures épaisses, telles que celles en feutre, en poil de lapin ou en castor, les coiffures lourdes, comme notre disgracieux chapeau haute-forme, sont antihygiéniques, et amènent fréquemment la calvitie. Les chapeaux de paille, de coton et de soie tissés, les feutres moelleux et flexibles, sont les moins défectueuses de nos coiffures actuelles. — La nuit, il faut s'habituer à coucher tête nue. Un simple foulard ou madras autour de la tête est tout au plus tolérable.

Si nous étions logiques, nous laisserions également le cou à l'air. Les enfants habitués de bonne heure à avoir le cou découvert résistent mieux que les autres aux intempéries des saisons ; ils sont moins sensibles au froid, et ne contractent pas d'angine par le fait seul d'avoir oublié leur cravate. Les zouaves, les turcos ont le cou nu en toutes saisons, et ne s'en

portent pas plus mal. Pour nous, qui serons de longtemps encore esclaves des cols et des cravates,

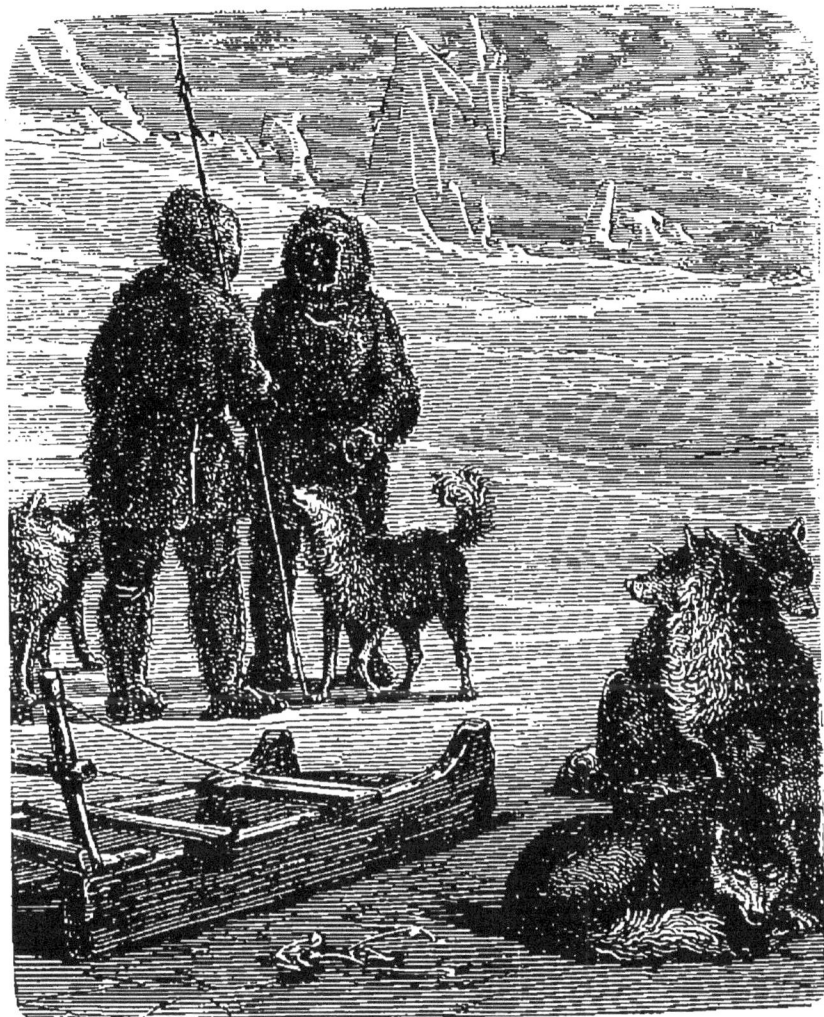

VÊTEMENTS DES ESQUIMAUX.

rappelons-nous que la constriction du cou, aussi bien
que celle de la tête, est dangereuse : elle gêne la circulation, et peut amener des vertiges, des saigne-

ments de nez, des congestions de la face, du cerveau, et même des poumons. Il faut donc renoncer aux cols très serrés comme aux cravates très épaisses.

Il est bon surtout d'avoir le cou à l'air pendant le chant, la déclamation, le travail de cabinet. Le sommeil, plus encore, nécessite l'observance de cette recommandation. Le cache-nez ne doit être permis que lorsque la température est très basse : en tout cas, cache-nez et foulards doivent être impitoyablement laissés au vestiaire, quand on entre dans une salle chauffée, telle qu'une école, et n'être repris que lorsqu'on en sort.

Le tronc, pas plus que la tête ni le cou, ne doit être comprimé. Les différentes pièces qui le recouvrent doivent laisser libre jeu à la poitrine et à l'abdomen. Sinon, elles gênent à la fois la respiration, la circulation, et la digestion de l'individu ; quelquefois même, comme le corset, elles amènent des déplacements d'organes. Un pantalon trop serré de ceinture aurait également l'inconvénient d'exercer une pression sur les viscères abdominaux ; c'est vous dire que des bretelles conviennent mieux pour le soutenir qu'une ceinture de cuir dure et rigide. Dans certains pays, on a l'habitude de remplacer ces ceintures par des écharpes en flanelle larges, souples, faisant plusieurs tours autour des reins. Leur emploi en hiver, ou bien dans les contrées où les refroidissements sont redoutables, mérite d'être chaudement recommandé.

Notre chaussure actuelle souffre bien des critiques. Elle ne se modèle en rien sur la forme anatomique du pied ; elle le comprime en plusieurs points, où s'accumulent ces productions épidermiques si gênantes que nous appelons cors ; elle amène, par ses bouts pointus, l'ongle incarné du gros orteil ; elle prédispose les dames, par les talons Louis XV, aux chutes, aux entorses et aux luxations. En attendant que les fabricants et le public comprennent enfin que la première condition d'une bonne chaussure est de s'adapter à son contenu, défiez-vous des chaussures trop justes.

Il y aurait long à dire encore sur les infractions aux lois de l'hygiène que nous commettons chaque jour, souvent sans nous en douter. « Qu'y a-t-il par exemple, de moins raisonnable que de remplacer pendant les soirées d'hiver le vêtement chaud de la journée par de frêles et légères parures que l'on craint de froisser par la superposition d'un manteau ! Que de jeunes femmes ont payé de leur vie ou de leur santé les charmantes témérités de leur toilette, et combien de ces belles épaules nues sur lesquelles la mort pose, au seuil du bal, sa froide main ! »

Pour l'adulte bien portant, l'hygiène de l'habillement est relativement simple. Changer souvent de linge de corps; ne pas conserver la nuit celui qu'on a porté le jour; quand l'air se rafraîchit, endosser un vêtement supplémentaire; ne pas se dévêtir trop hâtivement au printemps; ne pas contracter l'habitude de trop se couvrir; se conformer enfin aux habitudes générales du pays que l'on habite : telles sont les règles essentielles à suivre.

Les vieillards et les petits enfants ont plus de précautions à prendre. Ne pouvant se réchauffer par l'exercice, ils ont besoin d'être préservés du froid plus efficacement que les adultes. Il leur faut des vêtements plus moelleux et plus chauds.

Les personnes affaiblies, prédisposées aux affections des bronches ou des poumons, les convalescents ont également à se protéger d'une façon parti-culière contre les refroidissements. A cette classe de souffreteux, les vêtements de laine (gilets, camisoles de flanelle), dont je vous ai si longuement signalé les propriétés, seront d'une grande utilité.

L'HABITATION

CHAPITRE PREMIER

EMPLACEMENT ET DISPOSITION DE LA MAISON

La famille de Biancourt s'était installée au Grand-Hôtel de Galles et de Bretagne. Tous les « Guides » accompagnent le nom de cet établissement de la mention : spécialement recommandé pour son confort et la modicité de ses prix. La rubrique est alléchante, mais fallacieuse ! Dans les villes d'eaux fréquentées, quand affluent les baigneurs, les hôtels deviennent de véritables caravansérails, où les idiomes les plus hétéroclites se confondent, où les sociétés les plus disparates se coudoient, où l'on paye fort cher, et où l'on est en général fort mal. Le Grand-Hôtel de Galles et de Bretagne ne faisait pas exception à la règle.

Monsieur et madame de Biancourt ainsi que le docteur, habitués à une existence calme et paisible, se prirent bientôt à regretter la bonne vie d'intérieur qu'ils avaient abandonnée. Il ne se passait pas de jour que l'un ou l'autre n'eût à se plaindre de quelque avanie.

« Eh bien, mes amis, dit madame de Biancourt, puisque nous sommes unanimes à regretter le *home*, pourquoi ne le reconstituerions-nous pas ici? Il n'est pas, j'imagine, impossible de trouver à Dieppe une habitation confortable, que, moyennant finances, ses locataires nous céderaient pour quelques semaines. Nous serions au moins chez nous! L'idée vous semble-t-elle bonne?

— Nous l'adoptons à l'unanimité! répondirent simultanément quatre voix.

— Alors, messieurs, dit madame de Biancourt, en s'adressant à son mari et à M. Pétrus, dès demain, il va falloir vous mettre en campagne, pour découvrir un appartement. Nul doute que vous ne vous acquittiez à votre honneur de cette délicate mission.

— « Délicate » n'est pas de trop, chère madame, repartit le docteur. Il est plus difficile qu'on ne le suppose généralement de trouver une habitation qui réponde aux exigences de l'hygiène.

— Donnez-nous au moins, cher Pétrus, dit M. de Biancourt, un aperçu de ces désidérata. Appelé à vous accompagner, je tiens à n'aller à la découverte que prévenu des dangers que j'aurai à éviter.

— Je me mets volontiers à votre disposition. Et le docteur Pétrus prit la parole en ces termes : — Une des premières conditions de salubrité d'une habitation est son *emplacement*. Les constructions situées au fond des vallées profondes, ou creusées dans le sol comme on en trouve sur les bords de la Loire, sont malsaines, parce qu'elles sont humides, et que l'air ne peut s'y renouveler suffisamment. Celles qui sont bâties sur de très hautes montagnes ne sont guère plus salubres. Il y fait ordinairement froid, et les variations brusques de température, la fréquence des brouillards, la diminution de la pres-

sion atmosphérique, exposent à des accidents plus ou
moins graves : les religieux du mont Saint-Bernard
meurent presque tous jeunes, emportés par des affections de poitrine. Dans nos pays, si l'on a le choix
de l'emplacement, on doit préférer les petites collines
et les plaines légèrement élevées.

Il faut avant tout se garder d'un sol humide. « L'eau
n'agit pas seulement comme source d'humidité, et
comme agent de réfrigération, mais bien aussi comme
véhicule des matières organiques et comme agent
favorable à leur décomposition. » C'est pour prévenir
le séjour des eaux qu'il faut préférer les terrains
secs, rocheux, aux terrains d'argile, de sable ou de
chaux, et les terrains légèrement inclinés aux terrains plats. C'est dans le même but que, lorsqu'on
bâtit une maison, on établit dans les couches profondes du sol des conduits de drainage. Ces conduits déversent au dehors, soit dans les cours d'eau,
soit dans les égouts, les eaux pluviales ou ménagères
qu'ils reçoivent par des rigoles ou des tuyaux. Éviter
l'humidité du sol est encore l'objet qu'on a en vue
lorsqu'on modifie par des *fondations*, par des lits
de chaux hydraulique, de ciment ou de béton, par
des caves, des voûtes, le sol sur lequel s'élèvera l'habitation.

Toutes ces mesures pourraient être stériles, si la
demeure était mal *avoisinée*. Le voisinage le plus dangereux est celui des eaux stagnantes, des étangs, des
mares, des marécages, des terrains d'alluvion. Sous
l'influence de l'humidité et de la chaleur, les matières végétales ou animales étalées à la surface ou
gisant au fond des marais se décomposent et émet-
tent des miasmes. Ces agents d'infection se mêlent à
l'air que nous respirons, et provoquent des accès de

fièvres, parfois suivis de mort. Si l'action des effluves paludéens est continue, elle détermine chez les populations qui y sont exposées une dégradation profonde. « Les habitants des pays de marais, disent MM. Montfalcon et Mélier, paraissent déjà vieux en entrant dans la vie, et portent dans tout leur être les traces de la constitution maladive et délabrée de leurs parents. Amaigris, boursouflés et hydropiques pendant l'enfance, leur ventre s'engorge peu à peu, et une tristesse incurable se révèle à travers leur insensibilité stupide. S'ils vivent, tous ces signes augmentent d'intensité. Leur sang s'appauvrit, les tissus se gorgent de liquides, leur peau devient aride et écailleuse, leurs sens n'ont aucune précision, et le cerveau lui-même, de même que leur moral, participe bientôt à la dégradation générale. Les grandes émotions politiques ou sociales leur sont inconnues, et les mots de liberté et de patrie, qui font battre le cœur des peuples, ne sauraient les émouvoir. »

Les marais n'occupent pas en France moins de 450 à 500 000 hectares. Ils se trouvent principalement dans la Bresse, la Sologne, le Forez, la Corse et dans les régions situées à l'embouchure des grands fleuves : départements des Bouches-du-Rhône, de la Gironde, de la Charente-Inférieure, de la Vendée et de la Loire-Inférieure.

Le desséchement des marais, leur transformation, comme dans les Landes, par des plantations d'arbres ou des travaux de canalisation, sont du ressort de l'hygiène publique. Néanmoins, l'individu que les circonstances ont amené à séjourner dans un pays marécageux peut, réduit à ses propres forces, prendre des mesures prophylactiques contre les accidents du « mauvais air », de la *malaria* comme on dit en Italie.

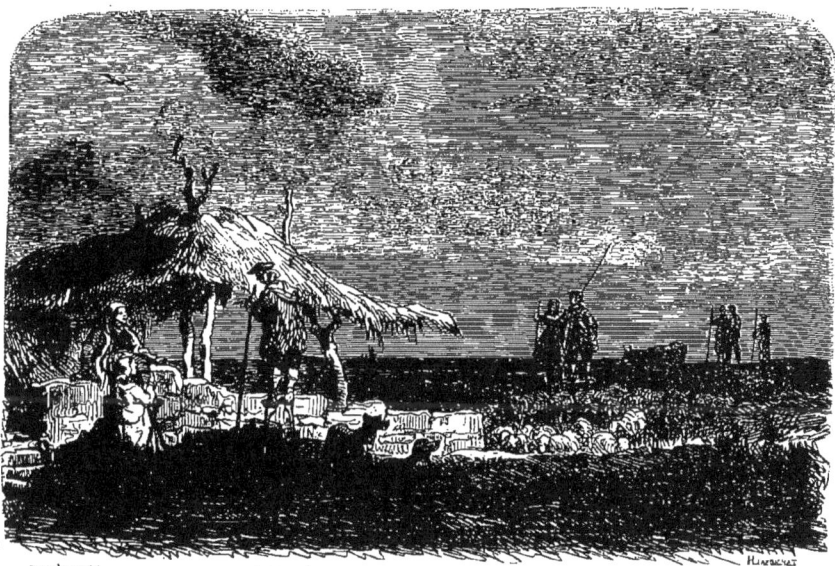

LES MARAIS DES LANDES.

Les miasmes se dégagent surtout le soir; ils ne sont pas très diffusibles et, quand l'atmosphère est calme, ne s'élèvent guère à plus de 400 mètres. De cette notion résulte la double indication d'habiter sur une hauteur, et de ne plus sortir après le coucher du soleil. — Le vent peut transporter les miasmes à de grandes distances. Pour parer à ce danger, on ne fera aucune ouverture à l'habitation du côté où souffle le vent qui a passé sur le marais; le soir et la nuit, toutes les fenêtres seront closes, et des rideaux d'arbres entoureront la demeure. Enfin, pour se maintenir en état de résister au mal, on prendra soin de se prémunir contre le froid humide; on s'abstiendra des eaux de qualité douteuse; on adoptera un régime alimentaire fortifiant; on boira du vin, du café et l'on aura toujours chez soi quelques doses de sulfate de quinine. Ce médicament est, vous le savez, un spécifique contre les accès de fièvres palustres.

Le voisinage des grandes usines d'où s'exhalent des vapeurs ou des poussières odorantes, d'où sortent des résidus qui altèrent les eaux et infectent les terrains environnants, la proximité de cimetières mal entretenus, ne sont pas moins dangereux que le voisinage des marécages : autant que possible, il faut les éviter.

Les habitations situées près d'une forêt, d'un cours d'eau, d'un ruisseau sont ordinairement salubres. Mais le voisinage ne doit pas être trop contigu, car le sol et l'air lui-même s'imprégneraient d'humidité. Cette considération vous explique pourquoi les résidences établies au bord même de la mer sont ordinairement malsaines.

L'humidité est une ennemie redoutable de notre

santé : elle est l'occasion de douleurs articulaires, d'angines, de rhumes, etc. Elle nous poursuit parfois jusque dans l'intérieur de nos maisons, bien que celles-ci réunissent les meilleures conditions de situation, d'emplacement, de voisinage. Elle nous menace surtout, lorsque nous occupons une habitation récemment construite.

Lassaigne a calculé que le plâtre des bâtisses ne doit pas contenir plus de 20 ou 22 p. 100 d'eau, pour qu'une nouvelle maison soit habitable sans danger. A Turin, la loi exige un intervalle de six mois consécutifs à la construction, avant que la maison puisse être louée. En France, nous sommes moins sévères. Les ouvriers ont à peine terminé la charpente que déjà sur les murs s'étale l'écriteau : « A vendre ou à louer. » Plaignons ceux qui sont obligés de sécher les plâtres. Peuvent-ils au moins prendre quelques précautions contre les inconvénients de l'humidité ? Sans doute. Du bon feu pendant la journée, une large aération, des vêtements chauds, des couvertures pendant la nuit, tels sont les meilleurs préservatifs à employer.

La direction suivant laquelle la façade d'une maison est établie mérite d'être prise en considération. L'*exposition* modifie les effets de l'action solaire. Les rayons du soleil s'irradient obliquement sur une surface qui regarde le nord; ils tombent au contraire perpendiculairement sur une surface tournée vers le midi; ils s'y concentrent ainsi davantage, et y accumulent plus de chaleur.

Dans les pays septentrionaux, où il ne fait jamais trop de soleil, l'orientation au sud devrait donc être recherchée. Dans les pays méridionaux, l'exposition à l'est et au nord serait préférable. Dans les régions

tempérées de la France, le mieux serait d'avoir les
appartements d'hiver et les salles de bains exposés
au midi; les habitations d'été, les greniers, les celliers, exposés au nord.

Malheureusement, ces dispositions sont plus faciles
à indiquer qu'à réaliser. Elles sont possibles dans les
campagnes où, comme en Normandie, les maisons
ne sont pas contiguës; mais, allez donc parler d'iso-
lement ou d'exposition à vos constructeurs des
grandes villes? Pour eux, toute parcelle de terre
restée intacte constitue une perte sèche de revenu!
Aussi faut-il voir comment sont trop souvent dis-
tribuées les maisons mêmes des particuliers! Chaque
habitation devrait avoir des cours intérieures larges,
garnies d'un bon pavé de chaux et de ciment, égales
en longueur et en largeur à la hauteur des bâtiments
qui les entourent. Combien réalisent ces conditions?
À Paris, un grand nombre de cours ne présentent
pas en surface le dixième de superficie des bâtiments
environnants.

Il n'est guère de partie, du reste, dans une de nos
habitations actuelles, qui ne souffre la critique. Les
entresols y sont bas, étroits, débordés sur la rue par
des entablements qui les privent d'air et de lumière.
Les appartements privés sont divisés et subdivisés,
en vue de l'agrément et non de l'utilité. Pour posséder
un salon vaste, on sacrifie la chambre à coucher, qu'on
remplace par des alcôves. On construit sous les
combles des réduits recouverts immédiatement par
la toiture, avec châssis vitrés ou fenêtres à taba-
tière : plombs de Venise en été, glaciers de Sibérie
en hiver! — Quant aux cuisines, mal ventilées, res-
treintes, elles sont reléguées dans les caves et les sous-
sols, où les ilotes condamnés à y vivre s'étiolent et

contractent des affections articulaires. D'autres fois, placées près des appartements, souvent près des chambres à coucher, elles deviennent un foyer d'insalubrité par les vapeurs de charbon qui s'en dégagent et par l'odeur des débris alimentaires.

Dans les campagnes, la disposition des bâtiments est loin d'être mieux conçue. Le toit de paille est joli à chanter pour le poète, mais qu'une flammèche tombe sur ce revêtement, et l'incendie détruit la cabane du laboureur. Le pauvre « *en sa chaumière où le chaume le couvre* » se trouverait bien mieux d'une toiture en tuiles ou en ardoises. De plus, dans bien des habitations villageoises, le plancher n'existe pas : il est remplacé par le sol nu, ou formé par des dalles, des briques, des pierres qui se défoncent, se disjoignent, s'imbibent de l'humidité des lavages. C'est un luxe inconnu qu'un parquet en bois dur et ciré, qui a cependant l'avantage immense de n'absorber ni détritus ni liquides, et d'être à peu de frais entretenu dans un bon état de propreté.

A la ville, les eaux ménagères ne séjournent pas. Dans chaque cuisine se trouvent des éviers, qui communiquent avec des cuvettes de plomb placées à l'extérieur au niveau de chaque étage. Ces cuvettes, à leur tour, aboutissent au moyen de tuyaux appliqués le long des maisons, à des gargouilles de pierre, d'où les eaux se rendent soit dans les égouts, soit dans des puisards. A la campagne, les eaux ménagères sont répandues simplement hors de l'habitation, et alimentent des mares croupissantes, qui donnent lieu à des émanations miasmatiques. Ajoutez à cela la stagnation des déjections animales, le séjour des fumiers, véritables foyers d'infection, et vous conclurez avec moi que l'hygiène des demeures villageoises ne laisse pas moins à désirer que celle des demeures urbaines.

La vie dans les villages ne serait pas préférable à celle des villes, si l'on n'y rencontrait, au lieu d'une atmosphère lourde et chargée, de l'air pur, respirable à discrétion au milieu des champs et des bois. Avec ce puissant agent de vitalité, l'homme peut lutter contre les plus détestables conditions hygiéniques.

CHAPITRE II

Les anciens disaient avec raison que l'air est l'aliment d'une vie, *pabulum vitæ*. Sans lui, en effet, la respiration devient impossible. Placez un animal sous la cloche d'une machine pneumatique, et faites le vide : la mort ne tardera pas à survenir.

Ce serait toutefois une erreur de croire que l'air tout entier ait la propriété de servir à notre entretien. Vingt siècles ont partagé cette manière de voir, mais notre Lavoisier a eu la gloire immortelle de démontrer, par la décomposition de l'air atmosphérique, que cet air n'est pas simple. L'air est composé essentiellement de deux gaz distincts : l'oxygène et l'azote. De ces deux gaz, il y en a seulement un qui, suivant l'expression même de l'illustre chimiste, est « respirable, susceptible d'entretenir la vie des animaux, dans lequel les métaux se calcinent et les corps combustibles peuvent brûler » : c'est l'oxygène.

Sur 100 parties d'air ordinaire, il y a en volume et en chiffres ronds : 21 parties d'oxygène et 79 d'azote, ainsi qu'une quantité d'acide carbonique tellement minime qu'on peut la négliger. Toutes les fois que la proportion d'oxygène n'est plus normale, l'air est vicié.

Ce fait se produit infailliblement quand l'air ne

peut se renouveler dans un local fermé; car la respiration des individus qui y résident suffit par elle-même pour modifier les propriétés de l'atmosphère. Du charbon qui brûle dans de l'air sous une cloche de verre enlève à cet air de l'oxygène, et forme avec ce gaz de l'acide carbonique. De même, le carbone qui se trouve réparti dans les tissus, dans le sang, est brûlé par l'oxygène que nous inspirons, et le résultat de cette oxygénation est, comme dans l'expérience du charbon, la production d'acide carbonique qui se retrouve dans l'air que nous rejetons par l'expiration.

Ainsi l'air expiré diffère essentiellement de l'air inspiré en ce qu'il contient moins d'oxygène[1] et beaucoup plus d'acide carbonique[2]. Il s'est fait au niveau des poumons un échange gazeux; il y a eu remplacement dans l'air d'une certaine quantité d'oxygène par une proportion à peu près équivalente d'acide carbonique, supplantation d'un gaz éminemment *vital* par un autre irrespirable et dangereux.

Dans un espace bien clos, la respiration est une telle cause de viciation de l'air, qu'au bout d'une heure un adulte a expiré jusqu'à 20 litres d'acide carbonique; autrement dit, les 500 litres d'air que dans les conditions ordinaires un homme rejette en une heure, renferment 4 pour 100 d'acide carbonique, au lieu de 4 pour 10 000. Or, on assure qu'une proportion de 4 parties d'acide carbonique pour 1000 parties d'air est déjà nuisible. Pettenkofer dit même 1 pour 1000 litres.

Soit! acceptons ce chiffre de 4 pour 1000 comme

1. 16,03 d'oxygène p. 100 au lieu de 20,9.
2. 4,26 d'acide carbonique p. 100, au lieu de 0,0004.

la dose limite d'acide carbonique tolérable! Si 4 parties d'acide carbonique vicient 1000 parties d'air,
20 litres d'acide carbonique vicieront 5000 litres
d'air, ou 5 mètres cubes. Il faut donc déjà au moins
5 mètres cubes d'air neuf par heure pour suffire à
notre respiration.

Ce chiffre vous paraît élevé. Eh bien, les hygiénistes l'ont plus que doublé; car il n'y a pas seulement dans un lieu mal aéré, l'acide carbonique que

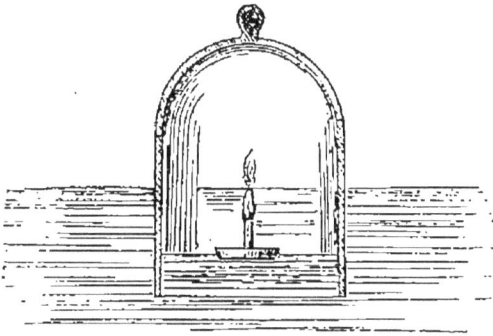

COMBUSTION DU CHARBON.

nous expirons, on y trouve de l'acide carbonique
qui provient de la combustion de matières carbo-
nées, telles que les combustibles d'éclairage ou de
chauffage. Bois, houille, coke, chandelles, bougies,
lampes, becs de gaz, consomment, en brûlant, de
l'oxygène avec lequel ils forment de l'acide carbonique.

Les plantes, les fleurs, que nous laissons séjourner
dans nos appartements, dégagent également dans
l'obscurité de l'acide carbonique. Les animaux que
nous y tolérons parfois altèrent aussi l'air de la
même manière que l'homme.

Enfin, notre exhalation pulmonaire et cutanée

sature l'air de vapeur d'eau, et le remplit de produits organiques. Au bout de peu de temps, une atmosphère qui ne se renouvelle pas est tamisée de ces poussières invisibles, de ces ferments impalpables que le microscope nous révèle aujourd'hui, et qui, d'après les découvertes modernes, contribuent plus que tout le reste à rendre morbide un air confiné.

Pour atténuer ces différentes causes de viciation. de l'air, il est admis qu'un homme doit au moins disposer de 10 mètres cubes d'air pur par heure. Ce chiffre lui-même est bien insuffisant, quand un nombre considérable de personnes doivent séjourner ensemble dans un même local et y passer une partie. de leur temps, ou, quand des causes exceptionnelles viennent s'adjoindre aux causes communes d'altération de l'air. Aussi, dans les casernes d'infanterie, chaque homme a-t-il droit à un espace cubique d'au moins 12 mètres cubes, et dans nos casernes de cavalerie, d'au moins 13. Dans les hôpitaux de Paris, la quantité d'air attribuée par lit et par malade varie de 50 à 80 mètres cubes.

Le défaut de renouvellement de l'air dans des locaux insuffisants et non ventilés a souvent amené de graves accidents. En 1750, aux assises de Old-Bailey, la plupart des juges et des assistants périrent. En 1756, à Calcutta, 145 prisonniers de guerre furent renfermés dans une salle de 20 pieds carrés, où l'air n'arrivait que par deux petites fenêtres. « Il y eut bientôt une chaleur insupportable ; les prisonniers éprouvaient une soif inextinguible, et se battaient pour approcher des soupiraux, où les plus robustes seuls pouvaient atteindre ; au bout de huit heures, il n'y en avait plus que vingt-trois de vivants. » Que de fois ce fait ne s'est-il pas reproduit dans la cale des vaisseaux négriers! Que d'accidents du même genre n'entraînent pas chaque année les grandes agglomérations dans les théâtres, les temples ou les salles publiques!

L'air confiné, dans ces cas, agit alors brusquement, et amène une asphyxie aiguë. Un malaise général, des maux de tête, des vertiges, de l'angoisse, des nausées, une tendance à la syncope : tel est ordinairement le début. Puis viennent des sueurs abondantes, une sensation inextinguible de soif; enfin, la suffocation, la stupeur avec délire violent et la mort. Le seul moyen, dans ces conditions, de sauver l'individu, est de le transporter tout de suite au grand air. Il faut le débarrasser avec célérité de tout ce qui peut gêner sa respiration : cravate, col, ceinture, vêtements, — le maintenir dans la position assise, — le flageller énergiquement sur la face et sur la région du cœur avec des compresses d'eau fraîche ou d'eau vinaigrée, — frictionner toute la surface du corps, — et faire, comme chez les axphyxiés par submersion, la respiration artificielle, en comprimant alternativement la poitrine et le bas-ventre.

L'action lente de l'air confiné, pour être moins dramatique que l'action brusque, n'en aboutit pas moins à des effets désastreux. Quand l'être humain dispose habituellement d'une somme d'air disproportionnée avec ses besoins et insuffisamment renouvelée, il subit une véritable déchéance physique. D'une façon lente, insensible, il s'anémie, perd ses forces, est impuissant contre les maladies. Il finit par succomber à la phtisie, ou à l'une de ces affections épidémiques, fièvre typhoïde, diphtérie, qui atteignent spécialement les milieux où les individus sont accumulés.

Le sentiment bien compris de la nécessité d'un air
pur nous impose des devoirs. Citadins, nous devons
nous arracher chaque jour, ne fût-ce qu'une heure,
à nos occupations ordinaires, pour aller dilater nos
poitrines au grand air, et nous revivifier dans une
atmosphère saine, où, comme dit Jean-Jacques, « on
se sent plus de facilité dans la respiration, plus de
légèreté dans le corps, plus de sérénité dans l'esprit.»
Nous devons aussi, pour empêcher autant qu'il est
en notre pouvoir la viciation de l'air que nous respirons, adopter certaines précautions dans le choix
et la disposition de nos demeures. Rappelons-nous
qu'il y a insalubrité partout où il y a humidité, mauvaise odeur, malpropreté, manque d'air et de lumière.

Nous devons préférer les larges rues. Les avenues,
les boulevards qu'on a percés depuis trente ans à
Paris, ont rendu d'immenses services à la salubrité
publique. Les quartiers populeux, où les maisons
empiètent les unes sur les autres, où les voies sont
étroites et sombres, ne sont pas sains. Dans le Midi
cependant, les rues larges et longues ne convien-
draient pas. Il faut ici se préserver avant tout des
ardeurs du soleil ; or la disposition des rues en ligne
brisée est plus propre à cet objet que la disposition
en droite ligne. Dans le quartier arabe d'Alger,
chaque maison avance sans régularité sur celle qui
la précède immédiatement, de telle sorte que la rue
est tortueuse, et terminée par une sorte de cul-de-
sac, qui laisse pénétrer peu de lumière.

La largeur de la rue doit régler la hauteur des
maisons. Si l'on veut qu'à midi le soleil donne sur
la partie inférieure d'un édifice, il faut, d'après
M. Lévy, que « l'élévation de celui-ci soit égale au
diamètre transversal de la rue ».

Autant que possible, recherchons des appartements vastes. Socrate voulait la maison petite et
pleine d'amis. Désirons avec lui que l'amitié vienne
peupler nos demeures, mais ne réclamons pas l'exi-

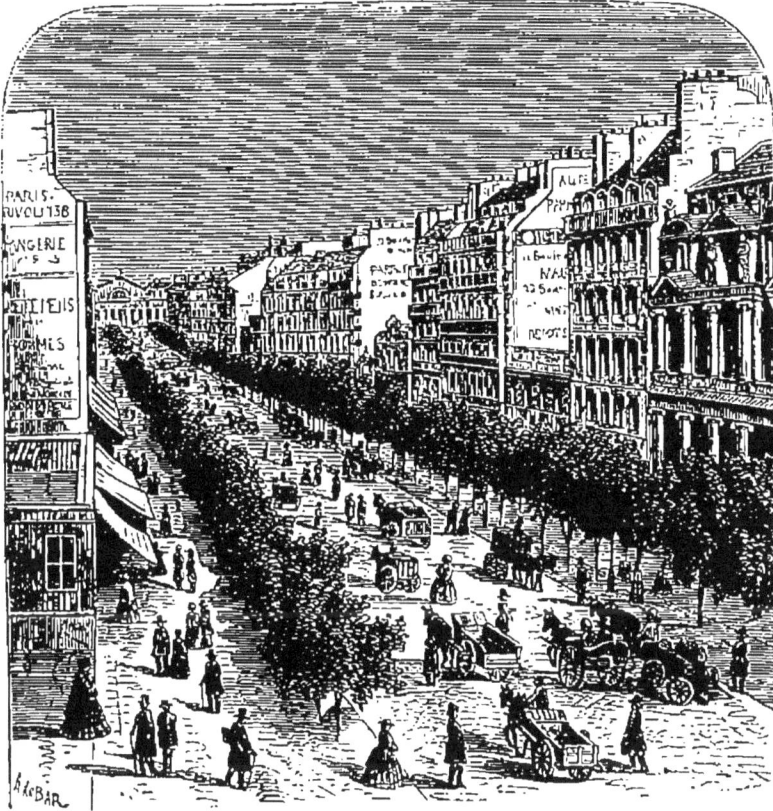

UN BOULEVARD A PARIS

guïté dans nos habitations. Admirons plutôt les pièces
d'autrefois, un peu sévères et froides peut-être, mais
éminemment saines avec leurs hauts plafonds sans
reliefs ni enfoncements, leurs cheminées monumen-
tales, leurs fenêtres et leurs portes à larges panneaux.
La capacité des diverses pièces de l'habitation sera

calculée d'après le nombre des individus qu'elles contiennent et le temps qu'ils doivent y séjourner. Par exemple, « si un homme devait rester seulement 8 heures (c'est-à-dire environ le temps du sommeil) dans un espace complètement fermé, cet espace devrait avoir une capacité de 8×10 mètres cubes ou 80 mètres cubes, c'est-à-dire environ $4^m,5$ en tous sens, et en supposant (ce qui est le cas le plus fréquent) que la pièce n'eût que $2^m,50$ d'élévation, elle devrait avoir près de 6 mètres en long et en large. »

A la vérité, il s'opère toujours, dans les pièces les mieux closes, un léger renouvellement d'air par les joints des portes et fenêtres : de sorte que des pièces plus petites ne sont pas toujours insalubres; mais, en bonne hygiène, on ne doit compter que sur des certitudes.

On s'occupe en général plus de l'étendue en superficie d'un appartement que de son cubage atmosphérique; c'est une faute. Une chambre, occupât-elle une très large superficie, pourrait être insuffisante, si elle était remplie d'objets mobiliers, ou si sa hauteur était faible.

Quelles que soient au surplus les dimensions des appartements, il faut s'empresser de les aérer le matin, et de les laisser ouverts une partie du jour. Les fenêtres et les portes sont un moyen bien commode d'aération. A cet effet, les fenêtres seront grandes, opposées les unes aux autres, et peu distantes du plancher et du plafond. Les portes, grandes également, seront autant que possible situées en face des fenêtres ou de la cheminée.

Les vêtements, les meubles, les murs, les effets de literie, se recouvrent facilement d'une couche d'air adhérente; chaque jour cette couche doit être enlevée.

N'oubliez pas que le renouvellement quotidien de

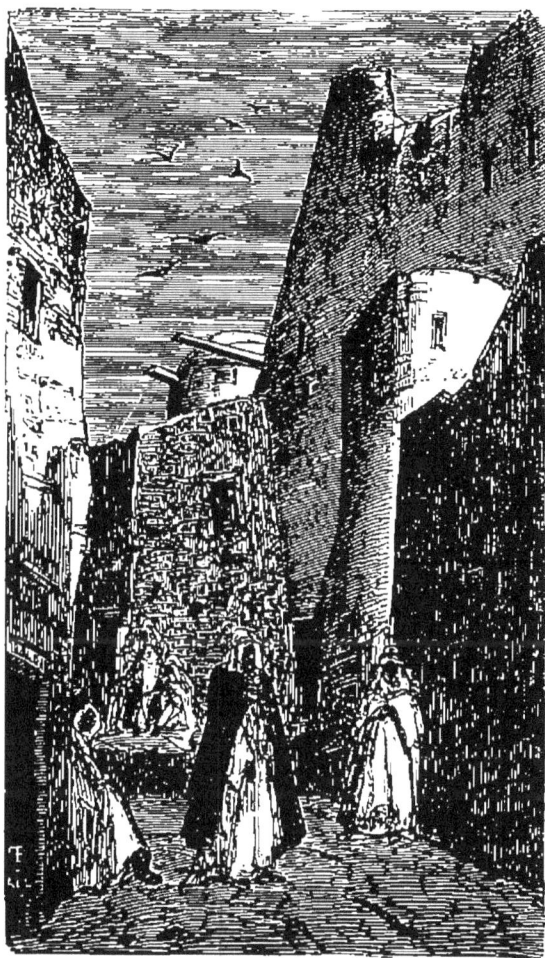

UNE RUE ARABE.

l'air est une obligation, quelle que soit la température extérieure. Il ne doit pas être négligé même dans une pièce où séjourne un malade, contrairement à ce que pense la routine. Toutefois dans ce cas particulier on devra prendre garde à une variation trop brusque de température. Il faut enfin éviter, pour les raisons que je vous ai signalées, le séjour permanent dans une même pièce.

Les chambres à coucher exigent des précautions spéciales; le laconique conseil de Londe y est bon à suivre : « Point de lampe, point de feu (si ce n'est dans la cheminée où lampe et feu produiront un utile tirage), point d'animaux, point de fleurs! » Il vaut mieux aussi n'avoir point de rideaux aux lits que d'en avoir d'épais qui gênent l'accès de l'air.

CHAPITRE III .

La nécessité de s'éclairer et de se chauffer dans les appartements n'est pas exempte de dangers, car, en brûlant, les matériaux de chauffage et d'éclairage dépouillent l'atmosphère d'une forte partie d'oxygène.

La combustion d'un kilogramme de houille ou de charbon n'absorbe pas moins de 3 mètres cubes d'oxygène. De plus, cette combustion répand dans l'air une grande quantité de gaz (acide carbonique, oxyde de carbone, vapeurs hydrocarbonées) dont la plupart sont toxiques et amènent l'asphyxie si l'aération manque. Il ne vous semblera pas étonnant qu'en raison des inconvénients que je vous dénonce, j'insiste quelque peu sur nos moyens actuels de chauffage et d'éclairage.

Nos ancêtres seraient bien surpris, s'ils revenaient parmi nous, de voir la façon dont nous nous éclairons. L'atelier du prolétaire, aujourd'hui, est mieux éclairé que la salle de réception du baron d'autrefois. Que de progrès réalisés seulement depuis le commencement de ce siècle! Aux chandelles qui donnaient peu de lumière, fondaient vite, fumaient beaucoup, dégageaient des vapeurs irritantes, nous avons insensiblement substitué les bougies, faites avec de la cire, du blanc de baleine, de l'acide stéarique, qui n'ont aucun de ces inconvénients. Nous avons ensuite remplacé les bougies comme moyen ordinaire d'éclairage par des lampes perfectiònnées, dont la lumière est plus belle, plus intense et plus fixe.

La lampe ne consistait dans le principe qu'en une mèche plate, aspirant par capillarité l'huile d'un réservoir. Telle était la lampe antique ; telle est encore la lampe des lanternes ou des falots. Argan, le premier, remplaça la mèche plate par une mèche circulaire qu'il entoura d'une cheminée de verre. Thilorier, peu après, installa le réservoir dans le bas de l'appareil et fit monter l'huile jusqu'au bec au moyen d'un pignon et d'une crémaillère. Cette lampe à pompe a été modifiée par l'horloger Carcel, en 1800. Dans les lampes Carcel, la crémaillère est remplacée par un mécanisme d'horlogerie. Ce mécanisme fait mouvoir une petite pompe aspirante et foulante qui dirige l'huile dans un tuyau jusqu'au bec de la lampe.

Enfin, Franchot inventa en 1836 la lampe à modérateur. Cette lampe, maintenant la plus répandue, se compose essentiellement d'un cylindre où se meut un piston de cuir. Ce piston repose sur l'huile et presse sur elle au moyen d'un ressort en spirale. Ce ressort peut être tendu par une crémaillère qui s'engrène avec un pignon, mis en rapport avec une clef extérieure. Quand, à l'aide de la clef et de la crémaillère, on a tendu ce ressort, ce dernier se détend peu à peu en raison de son élasticité, et abaisse ainsi lentement le piston. L'huile pressée s'élève jusqu'au bec par un tube qui traverse le piston et plonge constamment dans l'huile ; ce tube se voit à

gauche sur la figure A. Pour que le niveau de l'huile
reste le même au niveau du bec, le ressort est fait de

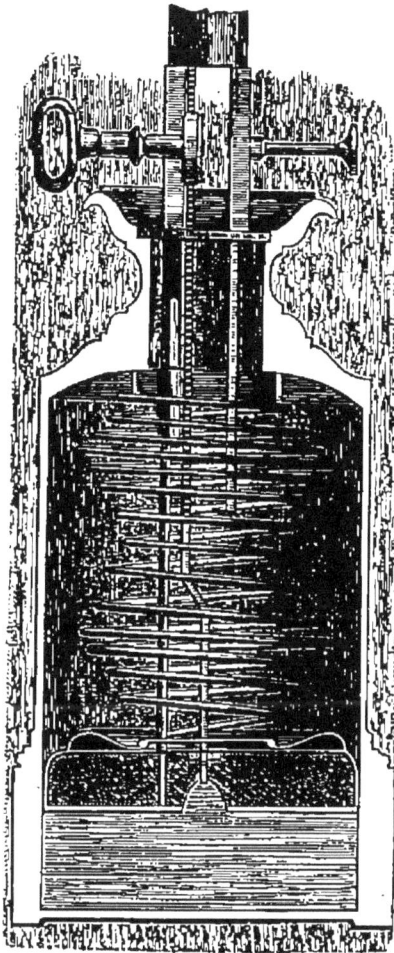

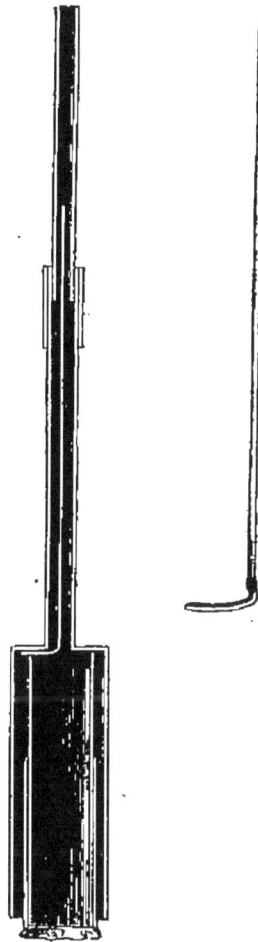

A. LAMPE MODÉRATEUR.　　B. LE TUBE D'ASCENSION
　　　　　　　　　　　　　　AVEC LA TIGE INTÉ-
　　　　　　　　　　　　　　RIEURE.

telle façon qu'il ne se détend que progressivement,
et proportionnellement au volume d'huile qui est
consommé. Quand il est complètement détendu, il
faut remonter la lampe.

DOCTEUR PÉTRUS.　　　　　　　　　　　　11

Afin d'empêcher le remontage trop fréquent, et l'épuisement trop rapide de l'huile, une tige métallique est placée dans l'intérieur du tube d'ascension; elle est fixée au piston. Pendant les premiers temps de la descente du piston, la longueur de la tige égale presque celle du tube : par suite, cette tige ne permet qu'à une petite quantité d'huile de monter. Plus tard, quand le ressort se détend, le piston s'abaisse davantage, et la tige suit ses mouvements. Il en résulte que cette tringle ne remplit plus le tube d'ascension, et laisse par là même pénétrer plus d'huile jusqu'au bec. La diminution de tension et de force du ressort se trouve ainsi *compensée* et l'ascension de l'huile est régularisée. La tige porte le nom de compensateur ou de modérateur. Elle a donné son nom à la lampe de Franchot.

Les modifications dans la construction des appareils d'éclairage ont été depuis vingt ans accompagnées de grands changements dans la nature du combustible brûlé. Autrefois, l'huile à brûler se retirait presque exclusivement des graines végétales du colza. Ces huiles végétales, dans bien des ménages, ont été détrônées par les essences ou huiles minérales, telles que celle de pétrole.

Le constructeur Mille a puissamment contribué par ses gazo-lampes à répandre le nouveau mode d'éclairage. Dans ses appareils, un récipient contient un corps spongieux (coke, éponge, etc.) imbibé d'huile minérale. L'air pénètre dans le récipient, se charge de vapeurs, et, ainsi lesté, pénètre dans un tuyau qui plonge dans le récipient, et à l'extrémité duquel on peut l'allumer comme un bec de gaz.

Certes, les huiles minérales brûlent avec plus d'éclat, plus de constance, et sont plus économiques

que les huiles végétales. Il y a malheureusement un
obstacle à leur généralisation : c'est leur grande in-
flammabilité à la lumière.

Le Conseil d'hygiène ne permet d'employer, avec

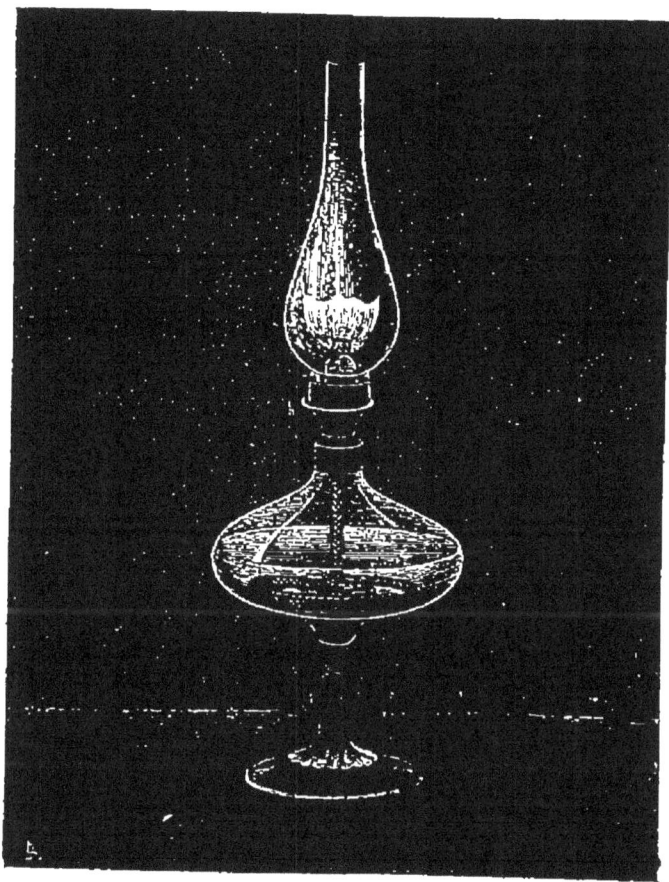

LAMPE A PÉTROLE.

juste raison, que des huiles rectifiées, débarrassées
des vapeurs légères et si inflammables que l'huile brute
renferme. Les huiles doivent être conservées à l'abri
de la lumière dans des bidons de fer-blanc, transva-
sées seulement pendant le jour ; dans aucun cas, elles
ne doivent être mises en fût ou introduites dans les

lampes au voisinage d'une bougie allumée, ou de tout
autre corps en combustion. Il n'en arrive pas moins
journellement des explosions. En cas d'incendie, il
est bon de savoir que l'eau est impuissante à éteindre
le foyer en flammes : il faut recourir au sable, à la
terre ou au grès.

Dans les villes, le gaz d'éclairage, longtemps réservé
à l'éclairage public, a pénétré dans les habitations
privées. Préparé dans les usines au moyen de la distillation du bois ou de la houille, le gaz est chassé par
la pression de l'eau du gazomètre dans de vastes
tuyaux de plomb avec une vitesse de 26 mètres par
seconde. Sur ces larges conduits s'embranchent de
petits tuyaux qui pénètrent dans les maisons. La lumière du gaz a une grande puissance éclairante : elle
est économique et ne fatigue pas plus la vue que tout
autre mode d'éclairage, si l'on a soin de protéger la
flamme par des réflecteurs.

A côté de ces qualités, le gaz a l'inconvénient de
vicier très rapidement l'atmosphère. Quand il s'ac-
cumule dans une pièce mal aérée, il y a danger pour
les individus qui y résident. Ce n'est tantôt que des
maux de tête, des étourdissements, du malaise,
qu'il provoque ; tantôt aussi ce sont des accidents
asphyxiques. Au surplus, les ravages que produisent à la longue les émanations même faibles du gaz
d'éclairage attestent surabondamment sa force dé-
létère. Les personnes qui habitent dans des pièces
obscures, où le gaz est une nécessité dans la journée,
celles qui travaillent la nuit dans des usines, celles
qui par profession ou par goût prolongent les veilles
outre mesure, ont de l'angoisse et de l'irritation bron-
chique ; elles pâlissent, s'anémient et deviennent ca-
chectiques.

L'action altérante du gaz d'éclairage sur l'atmosphère dans laquelle il brûle, indique que cette façon de s'éclairer ne convient pas pour les petits appartements ni pour les chambres à coucher; la lampe est préférable.

Une autre raison contre-indique l'emploi du gaz dans les conditions que nous venons d'envisager : c'est le danger des explosions. Dès que le gaz d'éclairage est mélangé à l'air dans la proportion de 1/11 suivant les uns, de 1/4 suivant les autres, il forme un mélange explosible, qui détone à l'approche d'un corps enflammé. Il résulte de là qu'il faut se garder, quand le gaz s'est échappé d'un tuyau de conduite et révèle sa présence par son odeur caractéristique, d'aller à la recherche de la fuite par le flambage, au moyen d'une bougie ou d'une allumette enflammée. Il faut tout d'abord empêcher l'accès du gaz en fermant le compteur, et recourir à des hommes et à des appareils spéciaux. La fermeture du compteur est du reste une précaution qu'il faut prendre chaque soir.

Depuis peu, on parle d'introduire dans nos maisons des lampes mobiles à électricité, telles que les lampes Edison ou Swann. L'innovation est encore trop peu répandue pour que nous nous en occupions.

Le *chauffage* n'exige pas moins de précautions que l'éclairage. Défions-nous des appareils qui ne donnent pas libre issue à la fumée et aux gaz résultant de la combustion. Laissons aux paysans espagnols les « braseros », ces foyers autour desquels s'accroupit la famille. N'envions pas davantage les « mangals » des Turcs, ces vases métalliques très larges où brûle un combustible sans fumée.

Nos réchauds de braise ou de charbon, qui servent

parfois exclusivement à chauffer une chambre, ne valent pas mieux que braseros et mangals. Un appareil de chauffage ne peut être convenable qu'autant qu'il arrive suffisamment d'air neuf pour brûler le combustible, renouveler l'air qui a servi, et entraîner au dehors les produits de la combustion. Les cheminées répondent le mieux à ces conditions.

La cheminée la plus répandue est celle de Rumford. Un tuyau assez large communique en bas avec un foyer par une ouverture plus ou moins étroite, et se termine en haut par un ajutage en briques, en tuiles ou en poteries. Quand du feu est allumé au foyer, l'air de la cheminée s'échauffe, se dilate, devient moins dense, tend à s'élever, à s'échapper par les parties supérieures; il laisse ainsi place à une nouvelle quantité d'air plus froid venu de la chambre. Cet appel d'air neuf constitue le « tirage ».

Quand le tirage est insuffisant, il y a reflux dans la pièce de l'air brûlé; la cheminée « fume ». Vous concevez, d'après la brève explication que je vous ai donnée du mécanisme du tirage, que cet inconvénient peut tenir à bien des causes. Tantôt la cheminée est mal construite; elle est peu élevée ou trop large. Tantôt l'air est refoulé vers le bas par un vent impétueux, qui en contrarie la sortie : inconvénient qu'on cherche à prévenir par des chapiteaux placés à l'extrémité supérieure du tuyau d'évacuation. Tantôt aussi la cheminée fume simplement parce que l'air de remplacement n'arrive pas en quantité suffisante. Ce fait se produit, par exemple, quand la pièce où se trouve la cheminée est trop bien close, ou bien quand deux cheminées communiquant entre elles sont chauffées en même temps dans deux pièces différentes; le tirage dans l'une des pièces raréfie l'air dans l'autre et y amène de la fumée. Dans ces deux derniers cas, l'ouverture d'une porte, de ventouses, de vasistas, suffit souvent pour remédier au mal.

On a reproché aux cheminées de laisser perdre

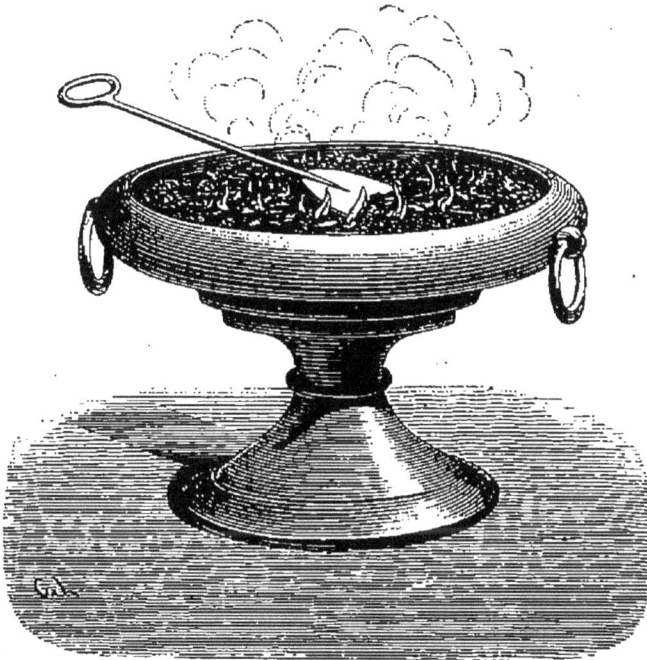

BRASERO.

beaucoup de chaleur. Ce reproche, bien que fondé, ne m'empêche pas de les préférer aux poêles, car elles sont plus salubres. Les ouvertures des poêles, ordinairement étroites, ne livrent guère passage qu'à la quantité d'air strictement nécessaire à la combustion : de là un appel fort restreint d'air nouveau. D'autre part, les poêles ont le désavantage de dessécher promptement l'air ambiant, qui ne contient

plus par suite une proportion de vapeur d'eau suffisante. Les vertiges, les maux de tête, les nausées
qu'on ressent dans les pièces chauffées par les poêles,
auraient surtout pour cause, d'après M. Coulier, cette
sécheresse de l'air environnant. Il est de fait que
tous les accidents s'atténuent considérablement, si
l'on a soin de placer constamment à la partie supérieure des poêles des vases remplis d'eau dont l'évaporation corrige la siccité du milieu.

De tous les systèmes de poêles, le plus dangereux
de tous est le poêle en fonte. Comme les autres, il
dessèche l'air ; mais de plus, quand il est porté au
rouge, il laisse transsuder à travers ses parois de
l'oxyde de carbone, le plus dangereux de tous les produits de la combustion, sans en excepter l'acide carbonique. En présence d'une asphyxie produite par des
gaz méphitiques, vous ne resteriez pas inactifs : vous
tiendriez, en attendant l'arrivée du médecin, la même
conduite qu'en présence d'une syncope due au séjour
dans une atmosphère mal ventilée.

La plupart des poêles portent une clef, qui sert à
activer ou à ralentir la combustion. La clef fermée,
le poêle conserve plus de chaleur, mais diffuse
plus de gaz. Aussi est-il souverainement impru-
dent de s'endormir, comme on le fait quelquefois,
en laissant la clef du poêle fermée. Des accidents
mortels peuvent être la conséquence de cet oubli. Le
danger, qu'on le sache bien, ne se révèle souvent ni
par la fumée ni par l'odeur. Il suffit de quelques
charbons, de braise encore chaude, restés dans l'appareil, pour que le péril existe.

Ne vous habituez pas à vivre dans une atmosphère
trop chauffée. Les frileux s'exposent à souffrir des
moindres transitions de température ; dès qu'ils sor-

tent de leur chambre, dès qu'ils ôtent leur cravate, dès qu'ils ont froid aux pieds, ils sont atteints de coryzas, d'angines, de bronchites, etc. Endurcissez-vous au froid : « L'habitude est une seconde nature, » et réchauffez-vous par l'exercice plutôt que par des briques surchauffées, des chaufferettes ou des poêles. Une trop grande chaleur alourdit, et prédispose aux

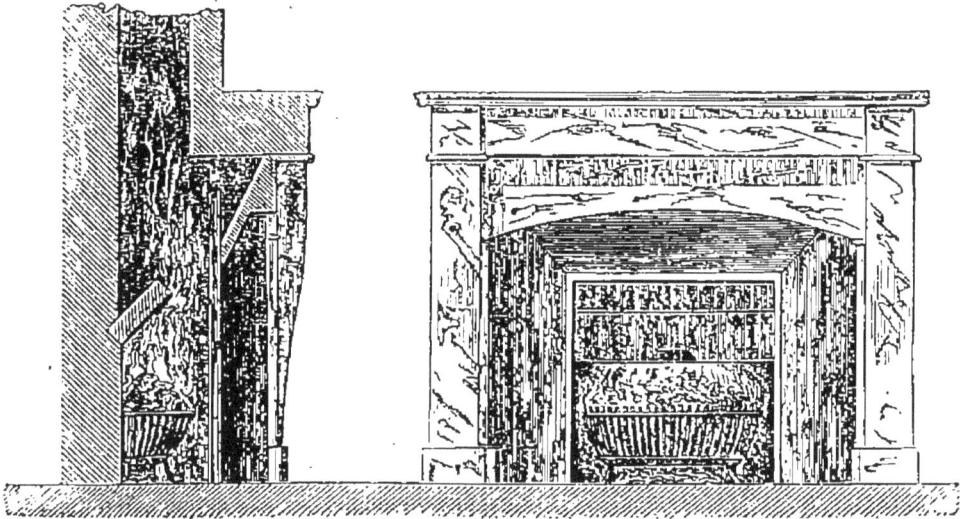

CHEMINÉES RUMFORD.

congestions. Une température de 12° à 18° centigrades au plus est suffisante dans l'intérieur des habitations.

Jusqu'ici, je ne vous ai montré du chauffage que les inconvénients : il me reste à vous en signaler les avantages. Le chauffage ne sert pas seulement à nous préserver du froid, il constitue aussi un puissant moyen de ventilation. On a calculé qu'une cheminée ordinaire, d'activité moyenne, détermine une évacuation d'air qui égale ou dépasse par heure cinq fois la capacité de la pièce où elle se trouve. L'air qui a servi à la combustion permet l'appel d'une quantité correspondante d'air neuf.

Dans nos appartements, une cheminée bien construite est un excellent appareil de ventilation. Elle suffit en général pour assurer un renouvellement satisfaisant de l'air intérieur, favorisé d'ailleurs pour une large part par la porosité des murs, les joints des portes et des fenêtres et leur ouverture régulière. Les fenêtres à châssis supérieurs mobiles, les vasistas, les bouches d'air ou ventouses opposées les unes aux autres près des plafonds, contribuent aussi avantageusement à assurer une bonne ventilation.

Dans les locaux où il y a agglomération (casernes, pensionnats, prisons, hôpitaux, salles de séances), la *ventilation naturelle* ne suffit plus. Il faut recourir à une *ventilation artificielle*. Cette ventilation se fait par appel au moyen de cheminées et de tuyaux où brûlent des becs de gaz, de calorifères à circulation d'eau chaude, ou bien elle s'opère par apport, propulsion directe d'air au moyen d'appareils spéciaux, tels que les ventilateurs à palettes ou les machines aspirantes. Je me borne à vous signaler ces divers appareils : leur description m'entraînerait trop loin.

EXERCICE ET REPOS

CHAPITRE PREMIER

LES EXERCICES DU CORPS

Dieppe est en fête. Des drapeaux aux couleurs nationales et étrangères pavoisent les maisons. Des guirlandes de lauriers se tendent à l'entrée des rues. Le roulement du tambour, le son du clairon se font tour à tour entendre. Il y a concours de gymnastique!

Les jeunes gens de la ville y ont convié nombre de sociétés de France et d'Angleterre. Rouen, le Havre, Amiens, Lille, Saint-Quentin, Reims, ont envoyé leur adhésion ; mais la grande lutte doit se juger entre Paris et Londres, dont les délégations de gymnastes sont impatiemment attendues. Qui l'emportera de John Bull ou de Jacques Bonhomme? Telle est la question qui dès maintenant s'agite dans la foule, et passionne Anglais et Français.

Le lieu du concours est bien choisi. Dans une plaine située près de la mer, à deux ou trois kilomètres de la ville, des mâts de beaupré flanqués des pavillons des concurrents limitent une vaste arène. Au centre, une tribune richement décorée contient la municipalité, les arbitres du concours, des

officiers de toute nationalité en grand uniforme, et
quelques invités de haute distinction. Le reste du
champ de course est rempli par les appareils nécessaires pour les exercices. Des inscriptions indiquent
à chaque société l'emplacement qu'elle doit occuper. Les orphéons des environs se sont déjà groupés
en divers points et entonnent leurs plus beaux
chants.

Les sociétés françaises approchent. Les voilà !
Parties ensemble de la mairie, elles avancent en bon
ordre, par escouades de vingt ou trente champions.
Des bannières tricolores, chargées de médailles d'honneur, les précèdent. Les clairons marchent en avant,
sonnant vaillamment l'air connu de « la casquette du
père Bugeaud ». Les Français sont presque tous des
jeunes gens de seize à vingt-cinq ans, à la taille
élancée, à l'air martial et décidé. Leur costume très
simple diffère peu suivant les villes qu'ils représentent : pantalon de coutil gris, avec raie rouge ou
bleue sur le côté ; guêtres blanches montantes ; blouse
de même nuance que le pantalon, serrée au-dessus
des hanches par une large ceinture diversement
rayée ; képi en toile blanche ou grise avec cocarde
nationale ou pompon rouge sur le devant. A cent
mètres du stand, tous ces jeunes hommes prennent
le pas accéléré, défilent devant la tribune officielle,
et se rendent aux endroits qui leur sont désignés.

A peine y sont-ils installés que le *God save the Queen*
retentit. Une quarantaine d'insulaires, hommes faits,
vigoureux, grands, bien musclés, avec pantalon gris
de fer qui surmonte d'élégantes demi-bottes noires,
veste blanche à parements rouges, toque bleue à
bordure écarlate, font à leur tour leur entrée dans
l'arène. Précédés du drapeau de la Grande-Bretagne,

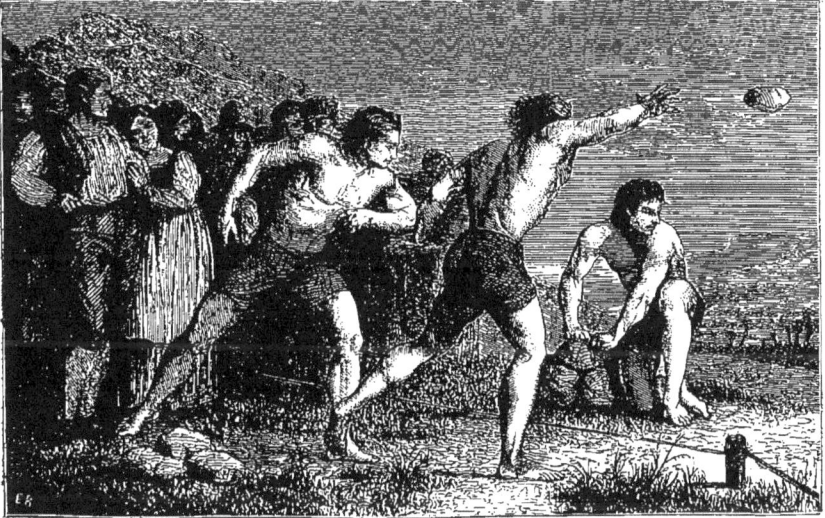

LE JEU DES PIERRES, EN SUISSE.

ils vont, sans se hâter, s'incliner devant les autorités, et se placent à leur poste de combat.

Le maire de la ville prend alors la parole. Il remercie d'abord les sociétés qui rehaussent la fête de leur présence ; il adresse surtout des remerciements chaleureux aux concurrents d'outre-mer, que l'Océan n'a pas empêchés de se mesurer avec leurs voisins sur un terrain pacifique, — le seul désormais où ils se doivent rencontrer ! (applaudissements !) Puis il élève son sujet, et parlant à la population qui l'entoure, cherchant à faire pénétrer dans les cœurs la conviction qui l'anime, il montre l'importance des exercices du corps en général et de la gymnastique en particulier.

Il insiste sur la place considérable que tenait la gymnastique dans l'éducation des Grecs et des Romains ; il célèbre leurs écoles où, suivant l'expression de Platon, on donnait à la fois « la souplesse au corps, l'activité à l'esprit et une santé vigoureuse ».

Continuant cette revue du passé, le premier magistrat de la cité fait ressortir avec tact l'abandon de la gymnastique dans les époques de décadence. Il montre les exercices du corps délaissés par les Romains de l'empire, ignorés au moyen âge par les serfs, méconnus au XVIIᵉ et au XVIIIᵉ siècle malgré les protestations du médecin Mercuriali et du maréchal de Saxe, malgré les efforts de Locke et de Rousseau.

Il salue enfin, au commencement de notre siècle, la renaissance de la gymnastique avec Pestalozzi, Ping, Clias. C'est alors qu'entrant en plein dans son sujet, il commente éloquemment cette définition donnée par Amoros : « La gymnastique est la science raisonnée de nos mouvements, de leurs rapports avec nos sens, notre intelligence, nos sentiments, nos mœurs et le développement de toutes nos facultés. »

L'honorable maire termine son discours en s'écriant : « Il nous reste encore beaucoup à faire, avant que nous possédions des sociétés de gymnastique aussi fortement constituées qu'en Suisse, en Allemagne ou en Angleterre. Mais prenons courage, redoublons de bonne volonté, et nous pourrons envisager l'avenir avec confiance ! Non, nous ne resterons pas en arrière des autres nations, car chacun de nous sait aujourd'hui que faire de la gymnastique, ce n'est pas seulement fortifier graduellement le corps et délasser l'esprit; c'est aussi se préparer à devenir un patriote robuste, un soldat énergique, sur qui la patrie pourra compter au jour du danger ! » — Une triple salve d'applaudissements salue cette éloquente péroraison, et le concours commence.

Chaque société y prend part par ordre alphabétique, et débute par des exercices d'assouplissement; puis les gymnasiarques s'évertuent à se suspendre aux barres par les pieds ou les mains, à faire des rétablissements sur les poignets, à passer sur les poutres, à monter aux échelles, à grimper aux cordages, à escalader les portiques. Anglais et Français exécutent à merveille tous les exercices, et sont également appréciés des spectateurs; mais ce que le public attend avec anxiété, ce sont les deux exercices terminaux qui décideront des premiers prix : la voltige au trapèze, et la course à pied. La division supérieure, composée des délégations londonienne et parisienne, participe seule à cette lutte.

Pour la voltige, l'opinion publique est bientôt fixée. Les enfants de Lutèce se jouent des difficultés. Ils se suspendent aux agrès, s'y assoient, s'y balancent, paraissent en retomber, n'y restent retenus que par une jambe, une main, un pied, puis remontent au trapèze avec désinvolture, sans efforts, sans fatigue, pour recommencer le mouvement et le recommencer encore. Les Anglais, moins agiles, sont loin de pair avec leurs adversaires, et un cri enthousiaste de : Vive la France ! acclame la victoire des Parisiens.

Les gentlemen ne lui font pas écho... L'honneur britannique est chatouilleux, et cette première défaite humilie intérieurement les fils d'Albion. Au moins, l'Angleterre prendra-t-elle sa revanche? Patience!... Dix concurrents, choisis de part et d'autre parmi les meilleurs coureurs, sont assemblés sur une même ligne. La course va commencer.

Le parcours de la double piste représente 2 500 mètres. On donne le signal... Les coureurs partent...

Les Français ont bientôt dépassé leurs adversaires. Comme dans la course de Camille et d'Atalante, « ils laissent à peine sur les terrains meubles l'empreinte de leurs pas ». Mais ils se fatiguent visiblement; ils se ralentissent peu à peu... Les Anglais au contraire, d'abord retardataires, avancent toujours du même train, gagnent du chemin, atteignent leurs antagonistes, les dépassent, et excités par les hop ! hop ! que poussent leurs compatriotes comme au grand Derby, arrivent au but bons premiers. L'honneur de la Grande-Bretagne est sauf ! le premier grand prix appartient *ex æquo* à la France et à l'Angleterre.

La famille de Biancourt avait assisté au concours, et en avait suivi avec intérêt les péripéties. Pendant toute la journée, elle s'entretint du spectacle qu'elle avait eu sous les yeux.

« Je me suis cru un moment, dit M. de Biancourt,

aux jeux Olympiques, si célèbres chez les Grecs. Il
n'y manquait, ajouta-t-il en souriant, que des poètes
et des artistes.

— Les artistes et les poètes étaient-ils donc obligés
de participer aux concours de gymnastique? demanda
naïvement Marcelle.

— Non, mon enfant ; mais l'antiquité attachait une
telle importance au développement physique, qu'elle
l'honorait au même titre que le mérite intellectuel.
Aux grandes solennités que j'évoquais tout à l'heure,
paraissaient, en même temps que les athlètes, les
écrivains qui avaient produit quelque œuvre nouvelle.
On y couronnait Sophocle, Eschyle, Euripide, à côté
des lutteurs et des gymnastes célèbres, et les hon-
neurs rendus aux uns et aux autres étaient à peu
près similaires. Les triomphateurs dans les luttes
physiques recevaient une couronne d'ache, d'olivier
ou de laurier. Ils rentraient dans leur patrie traînés
sur un char luxueux, auquel leurs concitoyens
frayaient quelquefois un passage à travers les murs
de la cité. Leurs noms étaient inscrits dans les ar-
chives publiques, et transmis à la postérité par la
poésie, l'histoire ou la sculpture.

— Les vainqueurs, dit madame de Biancourt, étaient
probablement des athlètes de profession ?

— Pas toujours. Les luttes réunissaient des adversaires de toutes les classes, et souvent des plus
hautes conditions. Platon était un athlète redouté,
et dut, dit-on, son nom (πλατύς, vaste) à la largeur de
ses épaules.

Au reste, il n'y a rien d'étonnant à ce qu'autrefois
en Grèce des hommes supérieurs par l'intelligence
se soient aussi signalés par leur force physique. Les
exercices du corps y étaient obligatoires et chacun,

dès le jeune âge, était soumis à ce qu'on a nommé depuis *un système d'entraînement.* Dans les palestres, les enfants et les adolescents jouaient à la balle, à la paume, aux osselets, à la toupie, à la corde, et à une sorte de trapèze ; pour les adultes, c'étaient la course, les haltères, le saut, le disque dont le jeu des pierres en Suisse semble une réminiscence. Les citoyens s'exerçaient aux poses plastiques et à la danse, aux luttes, au pugilat, au pancrace, au palet ; ils se battaient à main armée, et couraient avec des chevaux.

Tous ces exercices étaient progressifs, méthodiques, dirigés par des moniteurs qu'on appelait pédotribes. Quelques-uns de ces moniteurs furent des médecins distingués : Hérodicus d'Athènes fut le maître d'Hippocrate. Grâce à ces hommes expérimentés, la gymnastique ne servit qu'exceptionnellement à former des athlètes ; elle eut surtout pour but de développer la force physique.

— C'est ainsi, dit M. Pétrus, qu'on doit concevoir la gymnastique. Les exercices violents, périlleux, ont leur utilité pour certaines conditions sociales, pour les soldats du génie, les sapeurs-pompiers, par exemple. Des expériences comparatives, qui remontent déjà à 1834, ont prouvé que les moniteurs de gymnastique escaladent un parapet trente-six fois plus vite que les autres soldats. Mais, pour le plus grand nombre, la gymnastique ne doit être qu'un moyen de développement du corps. Des exercices sagement gradués, des mouvements simples, n'exigeant que peu ou pas de force, doivent amener à des exercices plus longs, plus difficiles, demandant un plus grand travail musculaire.

La gymnastique, pour donner tous les fruits que nous sommes en droit d'en attendre, doit exercer tous les muscles en faisant opérer les mouvements d'une manière cadencée. Le rythme permet d'accomplir de plus grands efforts avec moins de fatigue; c'est pour cette raison que nos soldats marchent en cadence, et que les marins exécutent les manœuvres sur un chant rythmé.

Au colonel Amoros revient l'honneur d'avoir compris ce que doit être la gymnastique pour les générations actuelles. Né à Valence en 1769, Amoros suivit la carrière des armes pendant vingt-six ans; il fut gouverneur de l'infant François de Paul, puis intendant de la police, ministre de l'intérieur et gouverneur de province sous Joseph Bonaparte. Ferdinand VII, revenu sur le trône, poursuivit de sa haine le colonel Amoros, qui passa en France en 1814. Philanthrope, fondateur à Madrid de l'institut Pestalozzi, le proscrit dota le premier notre patrie d'un établissement gymnastique modèle. « Les moyens qui développent les qualités physiques et morales de l'enfance s'y trouvaient réunis. Le chant gouvernait les mouvements, marquait les intervalles de repos, fortifiait les organes de la voix et de la respiration, s'adressait aux sentiments nobles et élevés par le choix des hymnes; les yeux étaient frappés par des images qui rappellent de belles actions ou qui éveillent l'idée du beau : c'est par ces excitations morales qu'Amoros cherchait à corriger dans ses élèves le sentiment naissant de la supériorité de force, si voisin de l'abus et du combat. » Quant à sa méthode, elle était à peu près celle qu'on suit encore maintenant.

L'œuvre d'Amoros a été féconde surtout depuis vingt ans. Actuellement il n'est pas de lycée, pas de collège en France qui n'ait son gymnase : toutes les écoles de Paris en sont pourvues; les Chambres ont décrété la gymnastique obligatoire, et des sociétés se sont organisées dans presque toutes les villes.

Chacun comprend aujourd'hui que l'exercice est un des plus sûrs garants de la bonne santé. Il existe près de Joinville-le-Pont, à l'extrémité du champ de manœuvres de Vincennes, une école militaire dite de la Faisanderie, destinée à fournir à l'armée ou à la flotte des moniteurs de gymnastique, des prévôts d'armes, ou des officiers instructeurs pour les exercices du corps. Eh bien, la santé de tout le personnel est supérieure à celle des corps voisins. La mortalité y est moindre d'un tiers et la proportion des malades inférieure de moitié. C'est que la gymnastique consolide les membres, fortifie la constitution, et rend d'éclatants services en faisant contracter les muscles qui entourent les épaules, le thorax, l'abdomen. Grâce à elle, la poitrine s'élargit, les fonctions respiratoires deviennent plus aisées, la débilité congénitale ou acquise disparaît. Agésilas, né boiteux et si malingre qu'on l'eût noyé sans les supplications de sa mère, devint, grâce à la gymnastique, l'un des plus vigoureux et des plus illustres capitaines de son siècle. Démosthène, frêle et maladif, dut à l'art des Asclépias et des Hérodicus de supporter les luttes et les travaux de l'homme d'État.

La gymnastique n'augmente pas seulement la force musculaire. Elle développe aussi l'esprit d'ordre et de discipline, le courage, l'adresse; et ces qualités sont indispensables à une nation dont tous les fils passent sous les drapeaux. Les Romains de la République avaient bien compris tout le parti qu'au point de vue militaire un pays peut tirer des exercices du corps. Tout chez eux convergeait vers ce but, et s'ils

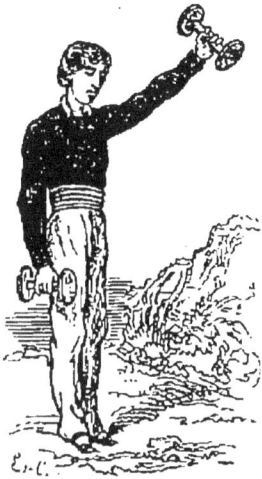

LES HALTÈRES.

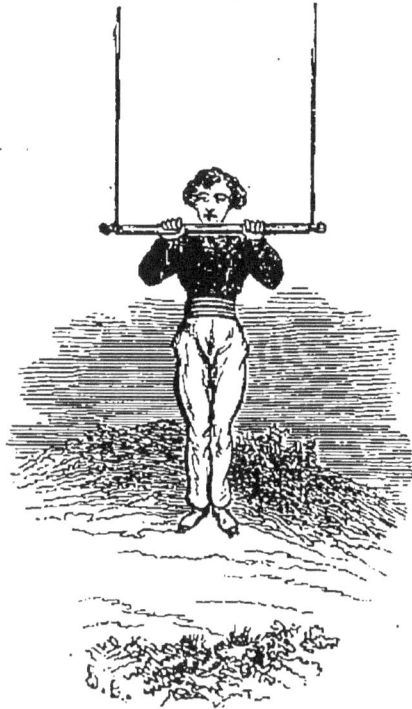

LE TRAPÈZE.

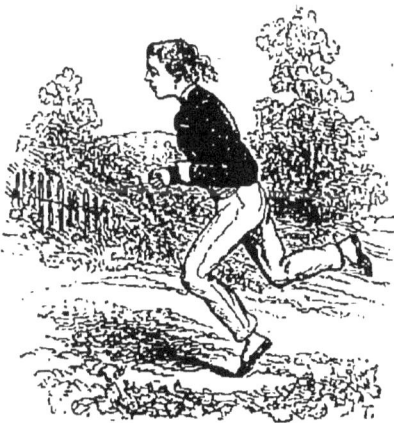

LA COURSE.

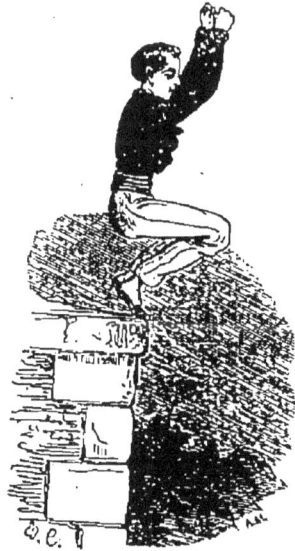

LE SAUT.

n'avaient pas de pompeux établissements de gymnastique comme en Grèce, ceux qui étaient chargés de
défendre le sol passaient du moins sans exception
par le Champ de Mars, les travaux publics et le dur
apprentissage du métier des armes. On les accoutu-
mait, dit Montesquieu, à aller le pas militaire, c'est-
à-dire à faire en cinq heures vingt milles et quelquefois vingt-quatre [1]. Pendant ces marches on leur
faisait porter des poids de soixante livres. On les
entretenait dans l'habitude de courir et de sauter
tout armés; ils prenaient dans leurs exercices des
épées, des javelots, des flèches, d'une pesanteur
double des armes ordinaires, et ces exercices étaient
continuels.

Les exercices du corps ont un autre avantage qui
n'est pas à dédaigner dans une société surmenée
comme la nôtre par les préoccupations intellec-
tuelles. Ils interrompent la contention d'esprit trop
prolongée; ils servent de dérivatifs, de contrepoids
au travail cérébral. Les hommes à professions sédentaires devraient consacrer deux ou trois heures par
jour au moins à délasser leur esprit par des exercices
physiques. Ils se remettraient à l'étude avec des idées
plus lucides, avec une ardeur plus grande et plus
fructueuse; beaucoup oublieraient la misanthropie
qui trop souvent accompagne les soucis intellectuels.
Il n'y a pas, a dit Alfred de Musset, de maître d'armes
mélancolique.

En Angleterre, l'opportunité des exercices du corps,
considérés comme correctifs, est tellement appréciée
que, d'après M. Taine, les étudiants d'Oxford et

---

1. Le mille romain vaut 1481^m,75. La marche du soldat équivalait
donc à 5 kilom. 927 m. ou 7 kilom. 112 par heure.

d'Eton leur réservent plus de temps qu'aux exercices de l'esprit. En France, où dès l'âge de huit ou neuf ans, nos jeunes lycéens sont initiés aux mystères des fractions et du tourniquet hydraulique, ne perdons pas de vue cet exemple. Supprimons les réclusions prolongées dans les classes ou les salles d'étude, établissons nos écoles sur de vastes espaces, loin des centres populeux. Procurons chaque jour à nos enfants de l'exercice au grand air, en les laissant s'ébattre et crier à leur guise, et, par des promenades journalières, par la gymnastique, les exercices militaires, les jeux, la natation, l'escrime, l'équitation, les voyages, cherchons à rompre la monotonie et les dangers des études trop sédentaires. Montaigne a dit avec infiniment de bon sens : « Ce n'est pas une âme, ce n'est pas un corps qu'on dresse, c'est un homme. Il ne faut pas faire deux, et, comme dict Platon, il ne faut pas les dresser l'un sans l'aultre, mais les conduire également, comme une couple de chevaulx attelez à même timon. »

Les hommes d'âge mûr trouveraient aussi bien que les jeunes gens intérêt à se donner de l'exercice. Les matelots, les agriculteurs, chez qui les ans n'ont pas éteint les habitudes d'activité, arrivent ordinairement à un âge avancé, et conservent mieux que les oisifs leur énergie musculaire. Marius, d'après Plutarque, allait, malgré sa vieillesse, tous les jours au Champ de Mars. Pompée, à l'âge de cinquante-huit ans, combattait tout armé avec ses jeunes compatriotes ; il montait à cheval, courait à bride abattue et lançait ses javelots. C'est surtout après une vie de labeur, que la gymnastique ou d'autres exercices physiques tels que le jardinage peuvent rendre des services. L'inactivité, succédant à une existence de travail, a les plus grands inconvénients pour la santé.

Je ne veux pas cependant faire une panacée de la gymnastique, continua le docteur. Elle serait dangereuse dans certaines affections de poitrine et du cœur; elle ne convient ni aux fébricitants, ni aux enfants en trop bas âge; elle pourrait aussi être nuisible, si on ne la maintenait dans de justes limites.

Voyez, par exemple, les jeunes filles. Rien de mieux, si on les traite comme des enfants, si les exercices qu'on leur enseigne ne consistent qu'en mouvements simples, rythmés, accompagnés de chant, répétés chaque jour depuis l'âge de huit ans jusqu'à seize, ainsi que cela se pratique actuellement dans les écoles communales de Reims. Mais vouloir faire exécuter aux jeunes filles les exercices des garçons, les faire monter aux appareils, abuser de leur force physique si bornée, serait, j'ose le dire comme médecin, tout à fait contraire au but hygiénique qu'on se propose. Craignons d'enlever par un engouement mal entendu pour une chose bonne en soi, la délicatesse innée au tempérament de la femme : sa force et son charme. Plutôt que de voir nos filles devenir des viragos, ou des émules des écuyères du cirque, je préférerais écarter à jamais de leur éducation la gymnastique qui d'ailleurs peut être sans grand dommage remplacée pour les deux sexes par d'autres exercices.

La *marche*, par exemple, est un de ceux qui nous conviennent le mieux. Elle exige en même temps l'action des membres inférieurs, du tronc et des membres supérieurs. Elle fait défiler devant nos yeux des tableaux sans cesse renouvelés. Elle a quelque chose qui, suivant l'expression de Rousseau, anime et avive les idées. Elle est lente ou rapide à notre gré, et peut être modifiée suivant les saisons et les climats. Pratiquée d'une manière continue, graduellement, sans contrainte, sans efforts, elle permet peu à peu de parcourir des espaces plus étendus, et devient d'autant plus facile qu'on avance d'un pas plus régulier. Il ne s'agit pas d'aller vite, de faire des marches forcées, nuisibles surtout à l'enfance,

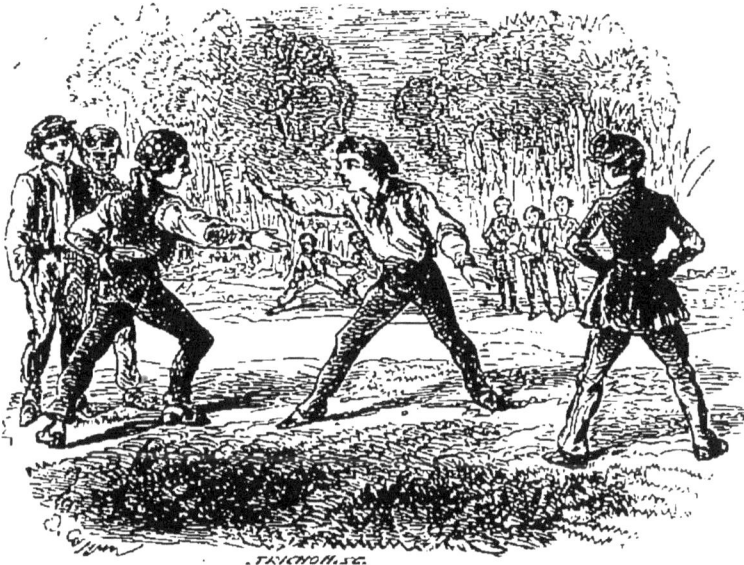

LE JEU DES BARRES.

mais d'arriver progressivement à faire, comme le soldat français, de 4 à 5 kilomètres par heure.

Tous les *jeux* d'autrefois, qu'on délaisse malheureusement aujourd'hui, la paume, les barres, la balle, le ballon, le cricket, le volant, le cerceau, le billard, sont également d'excellents moyens de varier les exercices gymnastiques. J'en dirai autant de la *natation*, qui joint les avantages des bains à ceux des mouvements, de l'*équitation* prise avec mesure, du *patinage*, de la *chasse*, de l'*escrime*, du *chant* et de la *lecture* à haute voix.

Socrate louait l'utilité de la *danse* pour le développement de la force et de la grâce du corps. La danse est, à la vérité, un utile exercice si l'on en use modérément; mais elle peut amener des étourdissements, des nausées, des syncopes, de l'anémie si l'on en abuse et si, malgré les étreintes de la toilette, on prolonge les veilles dans une atmosphère brûlante et viciée.

Le *saut*, exerçant tous les muscles et spécialement ceux des membres inférieurs, comportant des intervalles de repos, durant trop peu pour gêner la circulation et la respiration, familiarisant le regard avec la vue des lieux profonds, est plutôt utile que redoutable, s'il est méthodiquement employé. Néanmoins, c'est un exercice violent qui ne doit être pratiqué qu'avec une grande réserve. Il peut occasionner des accidents graves, ébranlement du cerveau, de la moelle, même la mort subite. Ces dangers peuvent être prévenus, en prenant la précaution de ne pas se laisser tomber sur les talons, mais en ayant soin d'aborder le sol doucement, toutes les articulations fléchies, par l'extrémité antérieure des pieds.

La *course* est un bon exercice. Elle exige une dépense considérable de mouvements, et, si elle est cadencée, comme dans le pas gymnastique, elle rend à tout individu, surtout aux obèses et aux enfants, d'incontestables services. Mais, si elle est trop vive, elle détermine l'essoufflement, le point de côté, souvent des affections du cœur ou des poumons.

Dans tous les exercices physiques, répudions l'excès. L'exercice immodéré détermine une combustion trop grande dans l'organisme, de la courbature, de l'amaigrissement; il surmène l'individu et le livre sans défense à la maladie.

L'exercice modéré, au contraire, aide au bon fonctionnement de tous les organes, développe le corps, entretient la santé, rend la circulation et la respiration plus actives. Il favorise aussi la digestion : une marche modérée d'une heure environ faite après le repas, facilite le travail stomacal ; une marche trop précipitée, la course, un exercice fatigant, le retardent ou le contrarient.

CHAPITRE II

LE REPOS

Il est certaines règles d'hygiène qui s'appliquent à tous les modes de développement physique. C'est ainsi qu'on doit s'abstenir de manger immédiatement avant ou après les exercices violents. Les vêtements seront légers et amples, dépourvus de liens qui pourraient gêner la respiration ou la circulation. Autant que possible, l'exercice sera pris à l'air libre et à l'ombre en été ; dans des endroits bien salubres, sans encombrement, si l'on s'exerce dans des salles closes.

Il faut surtout éviter les refroidissements. La suppression brusque de la sueur par l'accès subit de l'air, le repos absolu succédant à des exercices très actifs, congestionnent ou enflamment les organes internes. Loin de vous dévêtir après avoir pris du mouvement, ayez soin de vous couvrir un peu plus chaudement, ne restez pas inerte, et gardez-vous, si vous avez chaud, d'ingérer des boissons glacées : dans ces conditions surviennent souvent des pleurésies.

Après un travail physique d'une heure environ alors que le corps est inondé de sueur, on se trouve ordinairement très bien des massages associés à l'hydrothérapie. On se lave vivement, dit M. Bouchardat, avec des linges imbibés d'eau froide, puis on se frictionne avec de gros linges ou avec ces gants en tissus rudes composés de matières variées, qui sont si commodément utilisés en Angleterre pour ranimer les fonctions de la peau. Pour terminer, on se frappe, on se masse, afin d'obtenir une réaction complète qui est soutenue par une marche d'un quart d'heure au moins, le corps étant protégé par de bons vêtements de laine.

L'exercice suppose le repos. Un arc trop longtemps tendu finit par se rompre. L'organisme serait vite épuisé, si un repos réparateur ne maintenait l'équilibre dans les forces vitales.

Le sommeil est de tous les repos le plus efficace. Il compense les fatigues du jour, et rend aux muscles et au cerveau toute leur activité. Il constitue un besoin si impérieux, que l'homme ne peut parfois y résister dans les circonstances même les plus périlleuses. Lors de la fameuse retraite de Russie en 1813, bien qu'on sût à l'armée que « le sommeil, dans ces régions glacées, n'avait pas de lendemain », les soldats profitaient des plus petites haltes pour dormir dans la neige.

Le sommeil, pour être salutaire, doit être complet et d'une certaine durée. S'il est insuffisant, s'il succède à des veilles prolongées, s'il est agité, il ne repose ni le corps ni l'esprit; au lieu du calme, il amène l'exaltation ou la lassitude. Trop prolongé, il engourdit et émousse l'intelligence, en même temps qu'il produit la bouffissure des tissus, des troubles digestifs et un état général de langueur et d'apathie. Il faut donc ne dormir ni trop ni trop peu.

Cette quantité de sommeil utile et suffisante est difficile à déterminer, car elle doit être réglée sur l'âge, le sexe, les habitudes, le tempérament, le climat, etc... Plus on avance dans la vie, moins on dort. L'enfant au berceau a besoin de dormir longtemps et de bonne heure; sachez respecter son sommeil, laissez-le reposer de 10 à 12 heures, mais gardez-vous, s'il est turbulent ou lent à s'endormir, de provoquer le sommeil par des narcotiques. Que de nourrissons ont succombé à l'administration de pavot!

Lorsque le bébé sera parvenu à la seconde enfance, neuf heures de sommeil lui suffiront; lorsqu'il sera adolescent ou adulte, huit ou sept; devenu vieillard, à peine pourra-t-il goûter quelques heures de repos nocturne. Un sommeil de 7 heures est, avons-nous dit, pour l'immense majorité des jeunes gens et des adultes, d'une durée hygiénique, mais ce chiffre ne peut être absolu. La femme dort plus que l'homme. Les individus faibles, nerveux, maladifs, ont plus besoin de repos que les robustes et les sanguins. Les obèses doivent dormir peu. Enfin le repos devrait toujours être pris en raison de la dépense des forces.

Dans les pays chauds, le sommeil pendant le jour est une nécessité puisqu'il permet de supporter plus aisément les moments de la grande chaleur et d'en éviter les dangers. En Afrique, on fait la sieste de dix heures du matin à trois heures du soir. Les habitants du midi de la France se trouvent également bien de quelques heures de repos diurne; mais dans les pays à température modérée le sommeil doit être pris la nuit. N'intervertissons pas l'ordre de la nature. Les boulangers, les marins, les gardes-malades, les mécaniciens, qui, par leur profession, sont obligés de faire la nuit du jour, s'étiolent vite, deviennent pâles, amaigris et n'atteignent ordinairement pas un âge avancé. Que dire de ceux qui, passant leur existence dans les bals et les soirées mondaines, compromettent volontairement leur santé! Bien des gens instruits n'adoptent pas un genre de vie plus régulier que les frivoles; certains ne se mettent à l'étude que vers 9 ou

10 heures du soir et travaillent jusqu'à 2 ou 3 heures du matin. Leur but est honorable, mais leur manière de vivre ne peut être approuvée : l'excitation cérébrale ne saurait être longtemps prolongée sous peine d'énervation, d'exaltation de la sensibilité, d'insomnies habituelles. Mieux vaut diviser le travail, s'attarder moins le soir à l'étude, et se lever de meilleure heure le matin.

Dans la plupart des villes de province, on se couche à dix heures du soir, on se lève à six heures du matin en hiver ; pendant l'été on se couche à neuf et on se lève à cinq : nous n'avons rien à redire à cette répartition du temps.

Pour goûter un bon sommeil, il faut être sain de corps et d'esprit : *mens sana in corpore sano ;* il faut s'être livré pendant le jour à des occupations, et avoir pris l'habitude de s'endormir à des heures déterminées. Il faut être sobre, car une alimentation abondante, les excès de nourriture ou l'usage des liqueurs alcooliques rendent le sommeil lourd et pénible, surtout s'il a immédiatement suivi le repas. Cependant, bonne santé, tranquillité d'âme, besoin de réparer les forces, régularité dans les heures consacrées au repos, tempérance, ne suffisent pas pour bien dormir. Il faut encore avoir soin de reposer dans un local vaste et aéré, sur un coucher moyennement dur, de se débarrasser de tout vêtement, de ne garder sur soi que le linge de corps, d'éviter tout lien compressif, de ne pas se surcharger de couvertures ni d'édredons.

FIN

TABLE DES MATIÈRES

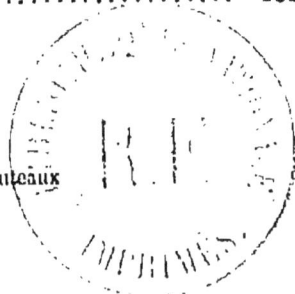

Imprimeries réunies. B, Puteaux

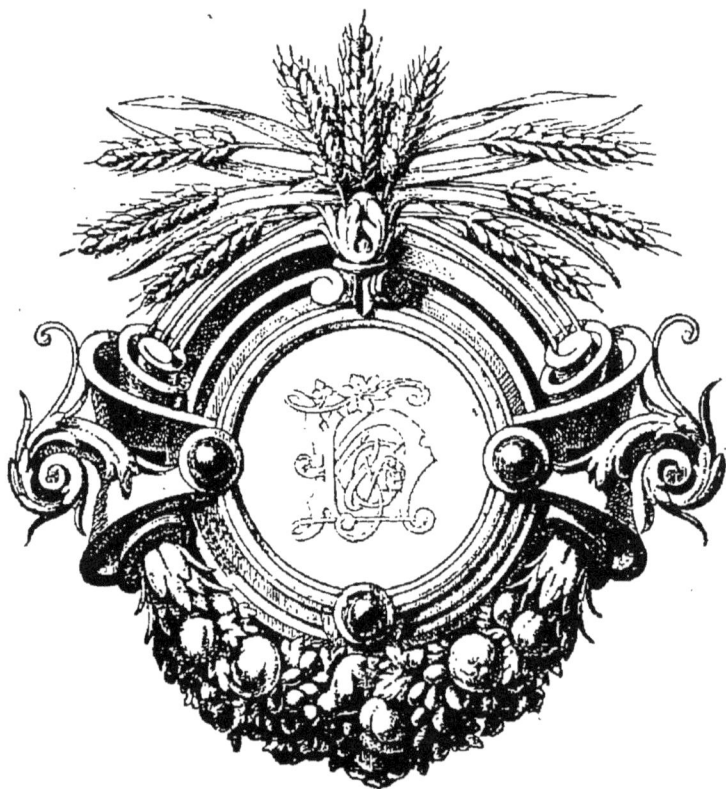

MOTTEROZ, Adm.-Direct. des Imprimeries réunies, B, Puteaux